Anders Michaelsen

Il mercato grigio dei farmaci

Un sistema invisibile tra offerta, rischio e regolamentazione

Anders Michaelsen
Il mercato grigio dei farmaci
Un sistema invisibile tra offerta, rischio e regolamentazione

ISBN: 978-3-69035-737-1

Numero d'ordine: 2022.1
 anche come eBook
(978-3-69035-742-5)

Copertina: Kerstin Laube
Produzione: Angelika Haase

Bremen University Press, 2025.
Fahrenheitstr. 11
28359 Bremen
bup@bremenuniversitypress.com
www.bremenuniversitypress.com

Il manoscritto non può essere utilizzato in tutto o in parte senza il previo consenso scritto dell'editore.

Questo libro è stato stampato su carta ecologica proveniente da foreste sostenibili, al fine di preservare le risorse e ridurre al minimo l'impatto ambientale. Utilizzando materiali riciclati e carta certificata FSC, contribuiamo a proteggere le foreste e a ridurre la nostra impronta ecologica.

Anders Michaelsen

Il mercato grigio dei farmaci
Un sistema invisibile tra offerta, rischio e regolamentazione

Panoramica

OSSERVAZIONE PRELIMINARE	12
CAPITOLO 1: INTRODUZIONE AL TEMA	14
CAPITOLO 2: IL MERCATO FARMACEUTICO LEGALE - STRUTTURA E REGOLAMENTAZIONE	19
CAPITOLO 3: EMERSIONE E DINAMICHE DEL MERCATO GRIGIO	27
CAPITOLO 4: TIPOLOGIE DI OFFERTE FARMACEUTICHE BASATE SUL MERCATO GRIGIO	47
CAPITOLO 5: IL MERCATO FARMACEUTICO ILLEGALE - INTERFACCE E DEMARCAZIONI	68
CAPITOLO 6: IMPATTO ECONOMICO DEL MERCATO GRIGIO	87
CAPITOLO 7: PROSPETTIVE MEDICO-FARMACEUTICHE E DI POLITICA SANITARIA	104
CAPITOLO 8: FLUSSI COMMERCIALI INTERNAZIONALI E ASIMMETRIE NORMATIVE	115
CAPITOLO 9: IL MERCATO GRIGIO COME RISCHIO PER LA SICUREZZA - STABILITÀ DELL'OFFERTA E VULNERABILITÀ ALLE CRISI	136
CAPITOLO 10: ZONE D'OMBRA LEGALI E RESPONSABILITÀ POLITICA	145
CAPITOLO 11: IL FUTURO DEL COMMERCIO FARMACEUTICO TRA LOGICA DI MERCATO, REGOLAMENTAZIONE ED ETICA DELL'OFFERTA	157

CAPITOLO 12: STRATEGIE INTERNAZIONALI 165

**CAPITOLO 13: APPROCCI METODOLOGICI ALLA RICERCA DEL
    MERCATO GRIGIO GLOBALE** 176

CAPITOLO 14: BIBLIOGRAFIA RIASSUNTIVA (ALFABETICA) 182

PAROLE DI CHIUSURA 187

Indice dei contenuti

OSSERVAZIONE PRELIMINARE		**12**
CAPITOLO 1: INTRODUZIONE AL TEMA		**14**
1.1	Definizione: mercato grigio, mercato nero, commercio parallelo	14
1.2	Sviluppo storico dei mercati farmaceutici globali	15
1.3	Rilevanza sociale, economica e normativa	16
1.4	Obiettivi	17
CAPITOLO 2: IL MERCATO FARMACEUTICO LEGALE - STRUTTURA E REGOLAMENTAZIONE		**19**
2.1	Strutture dei mercati farmaceutici nazionali	19
2.2	Regolamentazione e armonizzazione farmaceutica internazionale (OMS, EMA, FDA ecc.)	20
2.3	Procedure di autorizzazione, prezzi e catene di distribuzione	22
2.4	Trasparenza e tracciabilità nelle filiere legali	24
2.5	Bibliografia (Capitolo 2)	25
CAPITOLO 3: EMERSIONE E DINAMICHE DEL MERCATO GRIGIO		**27**
3.1	Definizione e delimitazione del mercato grigio	27
3.2	Cause e lacune del sistema	28
3.3	Ruolo delle strozzature dell'offerta, delle differenze di prezzo e delle differenze normative	32
3.4	Meccanismi di vendita e attori del mercato nella zona grigia	36
3.5	Piattaforme digitali e attività di vendita per corrispondenza transfrontaliera	40
3.6	Bibliografia (Capitolo 3)	44

CAPITOLO 4: TIPOLOGIE DI OFFERTE FARMACEUTICHE BASATE SUL MERCATO GRIGIO **47**

4.1 Importazioni ed esportazioni parallele 47

4.2 Farmacie Internet e ordini internazionali 50

4.3 Il "turismo medico" e l'autoapprovvigionamento transfrontaliero 54

4.4 Medicinali non autorizzati con uso off-label 58

4.5 "Programmi per pazienti identificati e schemi di accesso precoce". 61

4.6 Bibliografia (Capitolo 4) 66

CAPITOLO 5: IL MERCATO FARMACEUTICO ILLEGALE - INTERFACCE E DEMARCAZIONI **68**

5.1 Contraffazioni e prodotti di qualità inferiore 68

5.2 Criminalità organizzata e contrabbando di droga 72

5.3 Rischi per la salute pubblica 76

5.4 Distinzione tra zona grigia e pratiche chiaramente illegali 77

5.5 Processo penale e cooperazione internazionale 81

5.6 Bibliografia (Capitolo 5) 85

CAPITOLO 6: IMPATTO ECONOMICO DEL MERCATO GRIGIO **87**

6.1 Effetti sulle aziende farmaceutiche e sulla protezione dei brevetti 87

6.2 Influenza su prezzi, stabilità di mercato e disponibilità 91

6.3 Distorsione della concorrenza e manipolazione del mercato da parte degli intermediari 95

6.4 Oneri per i sistemi sanitari e le organizzazioni dello stato sociale 99

6.5   Il paziente come consumatore: razionalità economica e
        rischio assistenziale   100

6.6   Bibliografia (Capitolo 6)   101

CAPITOLO 7: PROSPETTIVE MEDICO-FARMACEUTICHE E DI POLITICA
SANITARIA   104

7.1   Rischi clinici dei farmaci del mercato grigio   104

7.2   Sfide per gli operatori sanitari e le strutture di assistenza   105

7.3   Prospettive per la supervisione statale e i sistemi di
        regolamentazione   107

7.4   Dilemmi etici e strutturali   108

7.5   Prospettive di coesistenza regolamentata: tra accettazione,
        regolamentazione e innovazione   109

7.6   Bibliografia (Capitolo 7)   113

CAPITOLO 8: FLUSSI COMMERCIALI INTERNAZIONALI E ASIMMETRIE
NORMATIVE   115

8.1   Struttura, dinamica e fattori geopolitici che influenzano i
        flussi globali di droga   115

8.2   Differenziali di prezzo e arbitraggio economico come motore
        della diversione del mercato grigio   119

8.3   Diversità normativa globale e incoerenza istituzionale   122

8.4   Ruolo delle piattaforme commerciali digitali e delle reti
        logistiche internazionali   126

8.5   Bibliografia (Capitolo 8)   133

CAPITOLO 9: IL MERCATO GRIGIO COME RISCHIO PER LA SICUREZZA -
STABILITÀ DELL'OFFERTA E VULNERABILITÀ ALLE CRISI   136

9.1   Catene di fornitura globali in bilico tra efficienza e
        vulnerabilità   136

9.2	Il mercato grigio come fattore di disturbo sistemico della sicurezza nazionale degli approvvigionamenti	137
9.3	Esempi di instabilità indotta dal mercato grigio: uno sguardo alla pratica	138
9.4	Lacune normative, deficit di cooperazione e necessità di resilienza strategica	140
9.5	Responsabilità internazionale e prevenzione delle crisi basata sulla solidarietà	141
9.6	Bibliografia (Capitolo 9)	142

CAPITOLO 10: ZONE D'OMBRA LEGALI E RESPONSABILITÀ POLITICA   **145**

10.1	Il mercato grigio tra legalità, irregolarità e ambiguità strutturale	145
10.2	Il commercio farmaceutico internazionale in un'area di conflitto tra più sistemi giuridici	146
10.3	Attribuzione non chiara e mancanza di indirizzabilità legale	150
10.4	Inazione politica, compromessi economici e inerzia normativa	153
10.5	Bibliografia (Capitolo 10)	154

CAPITOLO 11: IL FUTURO DEL COMMERCIO FARMACEUTICO TRA LOGICA DI MERCATO, REGOLAMENTAZIONE ED ETICA DELL'OFFERTA   **157**

11.1	Il mercato grigio come indicatore e amplificatore delle contraddizioni sistemiche	157
11.2	Farmaci tra carattere merceologico e bene pubblico: conflitto normativo di obiettivi	158
11.3	Trasformazioni tecnologiche: Potenzialità e ambivalenze della digitalizzazione	159
11.4	Bibliografia (Capitolo 11)	163

CAPITOLO 12: STRATEGIE INTERNAZIONALI		**165**
12.1	Il mercato grigio come espressione dei deficit normativi globali	165
12.2	Le istituzioni internazionali: Compiti, deficit e approcci di riforma	165
12.3	Modelli di cooperazione regionale e bilaterale: tra innovazione e frammentazione	169
12.4	Bibliografia (Capitolo 12)	174

CAPITOLO 13: APPROCCI METODOLOGICI ALLA RICERCA DEL MERCATO GRIGIO GLOBALE		**176**
13.1	Il mercato grigio come oggetto di ricerca tra visibilità e cecità strutturale	176
13.2	Situazione dei dati, indicatori e limiti metodologici	177
13.3	Metodi qualitativi: Discorsi, motivazioni e routine istituzionali	178
13.4	Metodi quantitativi: Indicatori indiretti e metodi algoritmici	179
13.5	Ricerca interdisciplinare e disegni metodologici integrativi	180
13.6	Riflessività, etica della ricerca e responsabilità epistemica	181

CAPITOLO 14: BIBLIOGRAFIA RIASSUNTIVA (ALFABETICA)	**182**
PAROLE DI CHIUSURA	**187**

Note

- Questo libro ha una struttura modulare che permette di leggere ogni capitolo in modo indipendente senza dover necessariamente fare riferimento agli altri.

- Gli elenchi della letteratura utilizzata e di quella di approfondimento sono stati allegati ai rispettivi capitoli per una migliore leggibilità.

- Stato di lavorazione: febbraio 2025

L'editore

Osservazione preliminare

La disponibilità globale di farmaci è considerata un parametro di riferimento per la maturità civile delle società moderne. Quando i farmaci sono distribuiti in modo affidabile, sicuro ed equo, si manifesta la promessa di un'assistenza sanitaria orientata ai bisogni umani e non agli interessi del mercato. Tuttavia, questa promessa è sempre più sotto pressione - non solo a causa di conflitti armati, pandemie o sconvolgimenti economici, ma anche di processi che si svolgono al di sotto della soglia della percezione pubblica: negli interstizi dei flussi commerciali ufficiali, lungo le interruzioni normative, nelle nicchie digitali che sfuggono al controllo. È proprio qui che emerge, cresce e si consolida il mercato grigio dei farmaci.

Per molto tempo, questa zona grigia è stata trascurata nel dibattito pubblico, politico e accademico. Era considerata un fenomeno marginale illegittimo o uno sbocco necessario per colmare le lacune di approvvigionamento a breve termine. Tuttavia, il mercato grigio è diventato da tempo un fattore rilevante per il sistema, con gravi effetti sulla sicurezza dei farmaci, sulla stabilità delle forniture, sui prezzi e sulla fiducia nelle istituzioni.

Questo libro nasce dall'esigenza di comprendere il mercato grigio in tutta la sua ambivalenza: come minaccia e come sintomo funzionale, come riflesso economico e come omissione normativa, come dilemma etico e come sfida politica. Si rivolge a esperti di medicina, farmacia, economia sanitaria, diritto, politica ed etica - e a chiunque sia interessato al futuro di un approvvigionamento equo e sostenibile di farmaci.

Questo studio non vuole essere un'interpretazione conclusiva, ma piuttosto un approccio strutturato a un tema complesso e dinamico. Il suo scopo è quello di informare, differenziare e contestualizzare - e di stimolare la discussione. Dopo tutto, la questione di come le società affrontano il mercato grigio è anche una questione di quanta trasparenza, solidarietà e responsabilità siamo disposti ad accettare nei nostri sistemi sanitari.

Capitolo 1: Introduzione al tema

1.1 Definizione dei termini: mercato grigio, mercato nero, commercio parallelo

Il termine "mercato grigio" sfugge a una definizione legale uniforme e in pratica rappresenta un termine collettivo per i meccanismi di mercato che operano in una zona legale intermedia tra le attività commerciali legali e illegali. In senso più stretto, il mercato grigio comprende il commercio di medicinali prodotti legalmente che, tuttavia, avviene aggirando i canali di distribuzione ufficiali e quindi violando o almeno minando le normative nazionali o internazionali. I prodotti in sé non sono necessariamente contraffatti o illegali, ma lo è il loro percorso verso il consumatore finale.

Questo deve essere distinto dal classico mercato nero, caratterizzato da attività deliberatamente illegali. In questo caso, i farmaci vengono prodotti senza rispettare le autorizzazioni legali e le norme di sicurezza, oppure vengono contraffatti o importati e offerti al di fuori di qualsiasi controllo statale. Mentre il mercato grigio è spesso servito da operatori apparentemente legittimi, il mercato nero è generalmente associato alla criminalità organizzata, alle reti criminali e a notevoli rischi per la salute pubblica.

Un'ulteriore differenziazione è rappresentata dal concetto di commercio parallelo, legalmente consentito in molti Paesi a determinate condizioni. Le importazioni parallele di medicinali sono spesso basate su differenze di prezzo all'interno di mercati con standard normativi uguali o simili, ad esempio all'interno dell'Unione Europea. I prodotti vengono acquistati legalmente e rivenduti in un altro Paese, di solito con un profitto. Il commercio parallelo è quindi una forma di mercato grigio regolamentato in cui legalità, interessi economici e regolamentazione politica sono in un complesso rapporto di tensione.

La distinzione concettuale non è importante solo in termini di terminologia, ma è anche essenziale per la valutazione del rischio, della responsabilità e degli strumenti di controllo politico. Affrontare i prodotti del mercato grigio richiede approcci differenziati che mediano tra giustificabilità morale, ammissibilità legale e sicurezza medica.

1.2 Sviluppo storico dei mercati farmaceutici globali

L'emergere di strutture di mercato grigio nel settore farmaceutico è inestricabilmente legato alla storia dell'industrializzazione dei prodotti medici e alla liberalizzazione globale dei mercati. Con la crescente internazionalizzazione del commercio nel XX secolo, la creazione di società farmaceutiche multinazionali e l'aumento della domanda di cure mediche, sono aumentate anche la complessità e la vulnerabilità delle catene di approvvigionamento farmaceutico. Le prime forme di approvvigionamento transfrontaliero di farmaci sono state osservate già nel dopoguerra, soprattutto nei Paesi economicamente meno sviluppati che non disponevano di una propria industria farmaceutica.

L'aumento delle malattie croniche, l'espansione dei sistemi sanitari nazionali e la crescente meccanizzazione della medicina hanno portato a una crescita costante del mercato farmaceutico globale. Si è sviluppata una tensione tra la logica imprenditoriale della massimizzazione dei profitti, l'obiettivo politico della copertura sanitaria universale e i reali squilibri economici tra regioni ricche e regioni povere di risorse.

Con l'avvento di Internet negli anni '90, l'accesso ai farmaci è diventato sempre più digitale. Le farmacie per corrispondenza, il commercio online e le reti informative transfrontaliere hanno permesso ai pazienti di acquistare farmaci al di fuori dei sistemi normativi nazionali. Allo stesso tempo, a livello internazionale sono cresciute le critiche nei confronti delle norme di protezione dei brevetti e delle politiche di prezzo delle multinazionali, interpretate come ostacoli all'accesso ai farmaci essenziali. Questi fattori hanno favorito l'emergere di un mercato grigio in rete a livello globale, in cui si sovrappongono aree grigie legali, interessi economici ed esigenze individuali.

1.3 Rilevanza sociale, economica e normativa

L'esistenza del mercato grigio dei prodotti farmaceutici solleva questioni fondamentali nell'ambito del conflitto tra etica, economia e politica. Da un punto di vista sociale, il mercato grigio è spesso espressione di necessità sanitarie, di disuguaglianze economiche o addirittura di lacune sistemiche nell'offerta. I pazienti che non possono permettersi i normali farmaci o le cui esigenze non sono coperte dalla fornitura nazionale di medicinali ricorrono spesso a fonti di approvvigionamento alternative. Così facendo, si trovano in uno spazio tra autonomia e rischio, tra responsabilità personale e rinuncia alla regolamentazione.

Dal punto di vista economico, il mercato grigio agisce come fattore di disturbo in un sistema fortemente caratterizzato dalla regolamentazione statale, dai monopoli sui brevetti e dal controllo dei prezzi. In una certa misura destabilizza le strutture ufficiali dei prezzi e dell'offerta, ma può anche agire da correttivo stimolando la concorrenza e denunciando gli abusi. In mercati con differenze di prezzo estreme, il mercato grigio può contribuire al sollievo economico dei pazienti, ma a lungo termine mette a rischio la sostenibilità dei sistemi di assistenza regolamentati.

Dal punto di vista normativo, il mercato grigio rappresenta una sfida in quanto sfugge ai consueti meccanismi di controllo ed è difficile da catturare a causa della libertà di commercio internazionale e della decentralizzazione digitale. Le autorità nazionali si trovano di fronte al dilemma di dover proteggere la popolazione da prodotti dannosi, da un lato, ma di non avere a disposizione mezzi sufficienti per intervenire efficacemente contro la distribuzione, spesso organizzata in modo informale, dall'altro. La mancanza di armonizzazione degli standard internazionali e la diversità dei quadri giuridici rendono difficile una gestione coerente a livello globale.

1.4 Obiettivi

L'obiettivo di questo libro è coprire il mercato farmaceutico grigio nella sua interezza, analizzarlo criticamente e collocarlo in un contesto globale completo. Il lettore dovrebbe non solo comprendere a fondo i meccanismi, gli attori e le strutture di questo mercato, ma anche essere sensibilizzato alle diverse implicazioni etiche, legali ed economiche.

La struttura del lavoro segue un approccio sistematico: In primo luogo, vengono discusse le basi legali ed economiche del mercato farmaceutico e le cause strutturali dell'emergere del mercato grigio. Seguono capitoli sulle varie tipologie di offerte del mercato grigio, sui pericoli del commercio farmaceutico illegale e sulle conseguenze mediche e politiche. Vengono poi analizzati casi di studio internazionali per illustrare le caratteristiche e le sfide regionali. Nei capitoli successivi, l'attenzione si concentra sull'analisi delle parti interessate, sulla valutazione delle opportunità e dei rischi e sulle prospettive normative ed etiche. Il libro si conclude con una prospettiva sugli sviluppi futuri e una conclusione critica.

L'attenzione non è rivolta alla condanna morale o al giudizio ideologico, ma allo sforzo di fornire un'analisi differenziata di un fenomeno complesso che è espressione delle disuguaglianze globali, delle possibilità tecnologiche e dei bisogni umani.

Capitolo 2: Il mercato farmaceutico legale - struttura e regolamentazione

2.1 Strutture dei mercati farmaceutici nazionali

La struttura dei mercati farmaceutici nazionali è caratterizzata da una complessa rete di regolamentazione statale, imprenditorialità del settore privato e obiettivi economici per la salute. Nonostante le tendenze globali verso l'armonizzazione, i modelli nazionali differiscono notevolmente nella loro struttura, sia in termini di controllo statale che di prezzi, disponibilità e accesso per la popolazione. Fondamentalmente, tuttavia, si possono individuare elementi funzionali comuni che definiscono il mercato farmaceutico legale in quasi tutti i Paesi: il sistema di autorizzazione per i nuovi farmaci, la catena di approvvigionamento farmaceutico dalla produzione al consumatore finale, il ruolo dei pagatori e delle compagnie di assicurazione, l'integrazione istituzionale delle farmacie e la supervisione statale della qualità e della sicurezza.

Nei sistemi sanitari organizzati centralmente, come in Canada o nei Paesi scandinavi, l'autorizzazione, l'approvvigionamento e, in alcuni casi, la determinazione dei prezzi sono controllati dallo Stato o dal semi-Stato. La fornitura di farmaci è spesso organizzata da comitati di acquisto nazionali, che negoziano o fanno gare d'appalto per l'intero Paese. Nei sistemi più basati sul mercato, come negli Stati Uniti o in Svizzera, le aziende farmaceutiche operano con una maggiore libertà imprenditoriale, che si riflette in una gamma di prodotti più ampia, ma anche in prezzi significativamente più alti in alcuni casi.

La diversità delle normative nazionali apre possibilità di arbitraggio economico, in particolare sotto forma di differenze di prezzo tra i Paesi. Queste differenze non derivano solo dai diversi regimi di prezzo e dal potere negoziale dei pagatori, ma anche da differenze nella politica fiscale, nella densità del mercato, nei requisiti legali per i farmaci generici e nel livello dei dazi all'importazione.

Queste differenze di prezzo favoriscono indirettamente l'emergere di strutture di mercato grigio, creando incentivi per l'acquisto e la rivendita di prodotti legali al di fuori dei canali di distribuzione regolari.

Inoltre, i mercati nazionali non sono ermeticamente chiusi, ma si intrecciano attraverso catene di fornitura internazionali, relazioni commerciali con l'estero e reti informative digitali. Queste connessioni transnazionali non solo consentono il commercio e la ricerca legali, ma aprono anche varchi per canali di approvvigionamento non ufficiali, il cui status di legalità è valutato in modo diverso a seconda della legislazione nazionale.

2.2 Regolamentazione e armonizzazione farmaceutica internazionale (OMS, EMA, FDA, ecc.)

La regolamentazione dei farmaci a livello internazionale è inserita in un campo di tensione tra sovranità nazionale e standardizzazione globale. La necessità di una cooperazione internazionale deriva dalla natura transfrontaliera dell'industria farmaceutica, dalle catene di approvvigionamento globalizzate, dalla ricerca transnazionale e dalla crescente mobilità dei pazienti. Allo stesso tempo, i sistemi regolatori di sono caratterizzati a livello nazionale da sviluppi storici, culture istituzionali e modelli politici.

L'Organizzazione Mondiale della Sanità (OMS) svolge un ruolo centrale nello sviluppo di standard internazionali per la sicurezza e la qualità dei farmaci. Il suo coinvolgimento spazia da linee guida tecniche e piani d'azione globali contro la contraffazione dei farmaci a iniziative per promuovere l'accesso ai farmaci essenziali nei Paesi in via di sviluppo. Il "Programma di prequalificazione" dell'OMS, ad esempio, offre ai produttori di farmaci generici e di vaccini l'opportunità di far certificare volontariamente i propri prodotti secondo standard di qualità internazionali, che fungono da riferimento, soprattutto nelle regioni con un'infrastruttura normativa debole.

Nell'Unione Europea, l'Agenzia Europea dei Medicinali (EMA) svolge un ruolo di coordinamento nell'autorizzazione centrale dei farmaci che devono essere immessi sul mercato in tutti gli Stati membri. L'autorizzazione si basa su valutazioni scientifiche di comitati di esperti ed è soggetta a rigorosi standard farmacologici, tossicologici e clinici. Inoltre, esistono ancora autorità nazionali di autorizzazione che agiscono in modo indipendente, in particolare per i medicinali destinati al mercato locale o per i prodotti con una gamma specifica di indicazioni. Questo dualismo lascia spazio a strategie normative parallele, che a loro volta possono essere sfruttate dagli operatori del mercato grigio.

La Food and Drug Administration (FDA) statunitense è riconosciuta a livello internazionale come un'autorità regolatoria particolarmente influente, le cui decisioni sono spesso utilizzate come punto di riferimento per altri Paesi del sito . I suoi requisiti per gli studi clinici, i processi di produzione e l'autorizzazione alla commercializzazione sono considerati particolarmente severi, il che significa che molte aziende in tutto il mondo basano la loro strategia di autorizzazione sugli standard della FDA. Allo stesso tempo, esistono differenze significative nella valutazione normativa dei prodotti biotecnologici, dei farmaci orfani o delle terapie innovative, che a loro volta possono portare un preparato a essere disponibile in un Paese ma non in un altro: un incentivo strutturale alla logica del mercato grigio, che prevede l'approvvigionamento al di fuori del proprio approvvigionamento nazionale.

L'armonizzazione dei processi normativi è l'obiettivo di diverse associazioni internazionali, come l'International Council for Harmonisation of Technical Requirements for Pharmaceuticals for Human Use (ICH), l'iniziativa Common Technical Document o l'iniziativa PIC/S per il monitoraggio delle ispezioni farmaceutiche. Nonostante questi sforzi, permane un elevato grado di frammentazione, rafforzato da interessi politici, meccanismi di protezione economica e diverse filosofie economiche sanitarie.

2.3 Procedure di autorizzazione, prezzi e catene di distribuzione

La procedura di autorizzazione dei medicinali è un processo scientifico e amministrativo molto complesso il cui obiettivo principale è garantire l'efficacia terapeutica, la qualità e la sicurezza di un farmaco. A seconda del contesto normativo, un medicinale passa attraverso diverse fasi : test preclinici, sperimentazioni cliniche in più fasi, valutazione normativa e, se necessario, sorveglianza post-marketing. Questi processi sono costosi e richiedono tempo, il che rende difficile l'ingresso sul mercato di nuovi fornitori e può anche prolungare le posizioni di mercato monopolistiche delle grandi aziende.

La determinazione dei prezzi è strettamente legata all'autorizzazione, poiché molti Paesi richiedono una valutazione dei benefici come prerequisito per il rimborso. Nei Paesi con sistemi sanitari nazionali, le negoziazioni sul prezzo avvengono spesso tra produttori e istituzioni statali, utilizzando criteri quali il beneficio terapeutico aggiuntivo, i costi comparativi e la rilevanza epidemiologica. Nei sistemi basati sul mercato, invece, il prezzo è regolato in base alla domanda e all'offerta, il che porta talvolta a enormi differenze di prezzo per gli stessi prodotti.

La catena di distribuzione di un medicinale legale si estende dalla produzione, passando per i grossisti e le farmacie, fino alla dispensazione al paziente. Ad ogni anello di questa catena si applicano rigorosi requisiti di conservazione, documentazione, controllo della temperatura e tracciabilità. La conformità a questi standard è monitorata dalle autorità di vigilanza nazionali. Tuttavia, nella realtà esistono dei punti deboli, dovuti ad esempio all'esternalizzazione dei processi logistici, alla mancanza di trasparenza da parte degli intermediari o alla scarsa digitalizzazione.

La trasformazione digitale ha fatto sì che le catene di approvvigionamento tradizionali siano sempre più integrate da modelli ibridi, come la vendita per corrispondenza tramite farmacie online o i centri di distribuzione centrale di grandi piattaforme. Questi sviluppi hanno migliorato l'accessibilità, ma hanno anche reso più difficile il controllo. Quando manca la trasparenza o il legame tra il produttore e il consumatore finale non è più completamente rintracciabile, c'è la possibilità di contrabbandare prodotti del mercato grigio.

2.4 Trasparenza e tracciabilità nelle filiere legali

La trasparenza e la tracciabilità sono considerate elementi chiave di un mercato farmaceutico sicuro. In un sistema ideale, ogni fase - dalle materie prime alla produzione e alla somministrazione - è documentata, controllata e tracciabile in ogni momento. Ciò è importante non solo per garantire la sicurezza del prodotto, ma anche per questioni di responsabilità, richiami normativi e fiducia del pubblico nel sistema sanitario.

L'implementazione di sistemi di tracciabilità, come la "Falsified Medicines Directive" nell'Unione Europea o il "Drug Supply Chain Security Act" negli Stati Uniti, ha lo scopo di garantire che ogni confezione farmaceutica sia dotata di un numero di identificazione unico e sia registrata digitalmente. In teoria, questi sistemi consentono di tracciare il movimento di un farmaco attraverso l'intera catena di fornitura e quindi di individuare manomissioni, contraffazioni o deviazioni non autorizzate.

Nella pratica, tuttavia, la tracciabilità rimane incompleta, soprattutto nei Paesi con infrastrutture deboli, mancanza di digitalizzazione o scarsa capacità normativa. Anche nei mercati ben regolamentati si verificano falle nel sistema, ad esempio quando le farmacie di acquistano prodotti attraverso piattaforme internazionali senza essere in grado di verificarne chiaramente l'origine. Esiste inoltre una differenza significativa tra la tracciabilità formale e la trasparenza effettiva: molti sistemi sono funzionali sulla carta, ma sono soggetti a errori o manipolazioni quando vengono implementati nella pratica.

Inoltre, la trasparenza è anche una questione politica. In alcuni Paesi, più che la mancanza di possibilità tecniche, mancano la volontà politica o l'indipendenza istituzionale per scoprire in modo coerente gli abusi. La corruzione, i conflitti di interesse o la mancanza di trasparenza da parte dello Stato ostacolano una supervisione efficace, favorendo così le condizioni in cui le pratiche del mercato grigio possono affermarsi e radicarsi.

2.5 Bibliografia (Capitolo 2)

Commissione europea. (2011). *Direttiva 2011/62/UE del Parlamento europeo e del Consiglio, dell'8 giugno 2011, che modifica la direttiva 2001/83/CE recante un codice comunitario relativo ai medicinali per uso umano, al fine di impedire l'ingresso nella catena di fornitura legale di medicinali falsificati.* Gazzetta ufficiale dell'Unione europea, L174, 74-87.

Agenzia europea per i medicinali (EMA). (2022). *Relazione annuale 2021.* https://www.ema.europa.eu/en

Food and Drug Administration (FDA). (2013). *Legge sulla sicurezza della catena di approvvigionamento dei farmaci (DSCSA).* Dipartimento della Salute e dei Servizi Umani degli Stati Uniti. https://www.fda.gov.

Istituto di Medicina. (2013). *Contrastare il problema dei farmaci falsificati e al di sotto degli standard.* Washington, DC: The National Academies Press. https://doi.org/10.17226/18272.

Consiglio internazionale per l'armonizzazione dei requisiti tecnici dei prodotti farmaceutici per uso umano (ICH). (2021). *Linee guida armonizzate ICH.* https://www.ich.org

Kaplan, W., Laing, R. (2005). *Produzione locale di farmaci: politica industriale e accesso ai farmaci - una panoramica dei concetti chiave, delle questioni e delle opportunità per la ricerca futura.* Documento di discussione su salute, nutrizione e popolazione. Banca Mondiale.

Mackey, T. K. e Liang, B. A. (2012). Il commercio globale di farmaci contraffatti: sicurezza dei pazienti e rischi per la salute pubblica. *Journal of Pharmaceutical Sciences*, 101(11), 4504-4514. https://doi.org/10.1002/jps.23244

OCSE. (2020). *Commercio illecito nei settori ad alto rischio: implicazioni del COVID-19 per i beni e i servizi essenziali.* Organizzazione per la Cooperazione e lo Sviluppo Economico. https://www.oecd.org.

Simoens, S. e De Coster, S. (2006). Sostenere i mercati dei farmaci generici in Europa. *Research in Social and Administrative Pharmacy*, 2(3), 219-238. https://doi.org/10.1016/j.sapharm.2006.03.002

Ufficio delle Nazioni Unite contro la droga e il crimine (UNODC). (2021). *Il crimine organizzato transnazionale e il commercio illecito di prodotti medici.* https://www.unodc.org.

Organizzazione mondiale della sanità (OMS). (2017). *Sistema globale di sorveglianza e monitoraggio dell'OMS per i prodotti medici non conformi e falsificati.* https://www.who.int.

Organizzazione mondiale della sanità (OMS). (2022). *Buone pratiche regolatorie: Linee guida per le autorità nazionali di regolamentazione dei prodotti medici.* https://www.who.int/publications/i/item/9789240050515.

Capitolo 3: Emersione e dinamiche del mercato grigio

3.1 Definizione e delimitazione del mercato grigio

Nel contesto del commercio farmaceutico, il termine "mercato grigio" si riferisce a una zona intermedia tra la distribuzione legale e quella chiaramente illegale, difficile da comprendere in termini economici e normativi. A differenza dei sistemi di mercato nero, in cui l'origine dei prodotti è solitamente poco chiara e l'obiettivo è quello di aggirare o minare deliberatamente le norme giuridiche esistenti, il mercato grigio è caratterizzato da una certa legalità formale dei medicinali scambiati. La maggior parte dei prodotti che circolano sul mercato grigio non sono contraffatti, contaminati o consapevolmente dannosi per la salute. Si tratta piuttosto di prodotti originali che entrano nel mercato dei consumatori attraverso percorsi che non passano attraverso i canali di distribuzione originariamente previsti e regolamentati.

In genere, i prodotti del mercato grigio sono farmaci acquistati legalmente in un paese ma rivenduti in un altro paese senza il consenso del produttore. La motivazione è solitamente di natura economica. Le differenze di prezzo tra i mercati nazionali creano un divario che viene sfruttato dalla riesportazione dei farmaci. Questo commercio parallelo è espressamente consentito o almeno tollerato in alcuni Paesi, ma vietato o fortemente limitato in altri. Ciò rende difficile una definizione generalmente valida del mercato grigio e sottolinea la rilevanza delle culture giuridiche nazionali e degli interessi di politica economica.

Un'altra forma di mercato grigio è l'acquisto privato di farmaci da parte dei pazienti stessi, ad esempio tramite società di vendita per corrispondenza online, piattaforme internazionali o viaggiando in Paesi con farmaci più economici o più facilmente disponibili. Anche in questi casi, non si tratta necessariamente di attività illegali, ma piuttosto di elusione dei canali di distribuzione e controllo nazionali. Lo status legale di tali acquisti dipende dalle rispettive normative nazionali sull'importazione, dal tipo di farmaco, dalla quantità e dall'esistenza di una prescrizione medica. Molti Paesi hanno regolamenti speciali per le cosiddette importazioni proprie, ma non sono né applicati in modo coerente né conosciuti da tutti.

Esistono anche difficoltà nel definire i cosiddetti programmi di accesso anticipato, le iniziative di uso compassionevole o i programmi per i pazienti con nome, in cui i farmaci non ancora approvati, ma potenzialmente salvavita, possono essere forniti a individui a determinate condizioni. Anche in questo caso non si tratta di una classica situazione di mercato grigio, ma piuttosto di un'elusione istituzionalizzata del regolare accesso al mercato. Questi programmi documentano l'intervallo tra fornitura regolamentata, flessibilizzazione eticamente motivata e mancanza di trasparenza economicamente motivata - un'area di tensione che caratterizza anche il mercato grigio nel suo complesso.

3.2 Cause e lacune del sistema

Le cause della nascita e della diffusione del mercato farmaceutico grigio sono complesse e non possono essere attribuite a un singolo deficit strutturale o a una chiara costellazione di attori. Si tratta piuttosto del risultato di un'interazione complessa e dinamica di incentivi economici, interruzioni normative, lacune nel controllo politico e processi di trasformazione tecnologica all'interno di un sistema farmaceutico globalizzato e strutturato in modo asimmetrico.

Un fattore economico fondamentale è rappresentato dalle notevoli differenze di prezzo per farmaci identici tra paesi e mercati diversi. Queste differenze di prezzo sono causate dalle differenze nazionali nella regolamentazione dei prezzi a livello statale, dalla pressione fiscale, dai requisiti di margine per gli intermediari, dai sistemi di rimborso della sicurezza sociale, dalle dimensioni del mercato, dal potere negoziale dei pagatori e dalla discriminazione strategica dei prezzi da parte dei produttori. Ad esempio, il farmaco antitumorale Imatinib (nome commerciale: Gleevec), ampiamente utilizzato in Europa, costa circa l'85% in meno in India rispetto alla Germania o alla Svizzera, pur trattandosi dello stesso principio attivo della stessa azienda. In un simile contesto, esiste un incentivo economico diretto all'arbitraggio: i farmaci vengono acquistati legalmente in Paesi con prezzi bassi e rivenduti in Paesi con prezzi alti - spesso attraverso importazioni parallele formali, ma a volte anche aggirando le normative attraverso strutture di mercato grigio, ad esempio attraverso lo stoccaggio intermedio, il riconfezionamento o la distribuzione indiretta attraverso mercati terzi.

Allo stesso tempo, le strozzature nell'approvvigionamento stanno esacerbando in modo significativo le dinamiche del mercato grigio. In numerosi Paesi, tra cui Francia, Canada, Australia e Germania, si verificano ripetute e talvolta drammatiche strozzature nelle forniture, in particolare per i farmaci generici, gli antibiotici, i farmaci per la pressione, i farmaci antitumorali e i vaccini. In Francia, ad esempio, nel 2022 il paracetamolo antipiretico per bambini non era temporaneamente disponibile in oltre il 60% delle farmacie. In Germania, nel 2023, si è verificata una grave carenza di tamoxifene, un farmaco fondamentale per il trattamento del cancro al seno, perché un importante produttore di principi attivi in India aveva cessato la produzione per motivi di redditività.

In queste situazioni, sia gli ospedali che i grossisti ricorrono sempre più spesso a fonti di approvvigionamento non ufficiali, come le scorte dei Paesi vicini o le consegne tramite distributori non certificati. Il mercato grigio che ne deriva diventa quindi una componente funzionale della sicurezza dell'approvvigionamento, anche se non è legalmente legittimato, né rischioso dal punto di vista medico o eticamente problematico.

Un terzo fattore chiave è la **frammentazione e la disomogeneità dei sistemi normativi** a livello mondiale. Le autorizzazioni per i farmaci vengono concesse dalle autorità nazionali in base ai propri criteri. Mentre un farmaco è già stato ampiamente testato e autorizzato nel Paese A, potrebbe essere ancora in fase di richiesta o non essere affatto disponibile nel Paese B. Ad esempio, il Remdesivir, farmaco contro la COVID-19, era già approvato negli Stati Uniti, mentre non lo era ancora in gran parte dell'Africa o del Sud-est asiatico, il che significava che in questi Paesi veniva procurato tramite intermediari e farmacie online, di solito senza un'adeguata documentazione o tracciabilità. In un altro caso, un antidepressivo che non era (ancora) autorizzato in Europa occidentale, ma che poteva essere ottenuto tramite le cosiddette piattaforme di caricamento delle prescrizioni, è stato acquistato in massa in Europa orientale. Le asimmetrie normative vengono quindi sistematicamente utilizzate per sfruttare i divari tra domanda e offerta, in parte attraverso strutture parallele legali e in parte attraverso canali di distribuzione informali.

Questa dinamica è rafforzata dal rapido **sviluppo tecnologico** nell'area del commercio digitale, dei sistemi di pagamento e della logistica. Le piattaforme digitali, tra cui le farmacie internazionali di vendita per corrispondenza, gli aggregatori di mercato, gli scambi di prescrizioni e i portali di sostituzione dei farmaci, consentono oggi di ordinare farmaci a livello globale con pochi clic, talvolta aggirando la supervisione medica o le norme di autorizzazione locali. Un esempio ben noto è la piattaforma "PharmacyChecker", che intermedia farmaci da Paesi come l'India o il Messico ai consumatori statunitensi, spesso a prezzi significativamente più bassi rispetto agli Stati Uniti, ma senza standard di sicurezza garantiti. Anche le cosiddette "farmacie darknet" offrono farmaci su prescrizione senza esame medico e si rivolgono quindi in particolare a gruppi di domanda che non si rivolgono ai canali ufficiali di approvvigionamento per motivi finanziari, psicologici o legali.

Questa facilitazione tecnologica interagisce con un'ampia arretratezza normativa in molti Paesi: Le leggi farmaceutiche nazionali sono spesso adattate alle catene di fornitura tradizionali e non coprono adeguatamente le forme di distribuzione transfrontaliere, digitali o anonime. In molti Paesi, ad esempio, non esistono meccanismi di controllo specifici per le farmacie della piattaforma, né obblighi di responsabilità per i servizi di intermediazione, né standard uniformi per il trasferimento delle prescrizioni digitali. Il risultato è un vuoto normativo in cui l'innovazione tecnica ha superato la capacità di controllo dello Stato e in cui il mercato grigio opera come ponte funzionale tra la domanda e la situazione legale.

L'insieme di questi fattori dà luogo a un sistema di circolazione di farmaci alternativi in rete a livello internazionale, legalmente diffuso, economicamente motivato e tecnologicamente supportato, che sfugge in larga misura al controllo normativo. Il mercato grigio non è quindi solo l'espressione di un singolo deficit sistemico, ma il sintomo di un regime farmaceutico strutturalmente sovraccarico, istituzionalmente frammentato ed eticamente non legittimato, che richiede urgentemente una riformulazione politica e scientifica.

3.3 Ruolo delle strozzature nell'offerta, delle differenze di prezzo e delle differenze normative

Negli ultimi anni, le strozzature nelle forniture si sono trasformate da interruzioni temporanee in una **caratteristica permanente e strutturale** dell'offerta globale di farmaci. Non riguardano più solo i farmaci rari o specializzati, ma sempre più spesso anche quelli essenziali per le cure mediche di base. Le autorità regolatorie internazionali, tra cui l'Agenzia Europea dei Medicinali (EMA), la Food and Drug Administration (FDA) statunitense, Health Canada e l'Organizzazione Mondiale della Sanità (OMS), mantengono elenchi di carenza costantemente aggiornati e liste di controllo , che includono sostanze come la **penicillina, il tamoxifene, il diazepam, il cisplatino, l'insulina, l'amoxicillina** e la **metformina**. In Francia, Germania e Italia, nel 2023, diverse centinaia di farmaci erano esauriti contemporaneamente, tra cui numerosi antibiotici e farmaci antitumorali.

Le cause di questi colli di bottiglia **sono molteplici**. Un fattore strutturale fondamentale è la **monopolizzazione della produzione di ingredienti farmaceutici attivi**. Oltre il degli ingredienti farmaceutici attivi (API) utilizzati oggi nel mondo proviene da due soli Paesi: **Cina e India**. Questa concentrazione geografica porta a notevoli dipendenze, che si rivelano un rischio, soprattutto in tempi di crisi. Durante la pandemia COVID-19, ad esempio, si sono verificate massicce restrizioni all'esportazione di alcuni API dall'India, tra cui il **paracetamolo, l'idrossiclorochina** e la **vitamina C**, che a loro volta hanno provocato strozzature nell'approvvigionamento globale.

Un altro fattore significativo è la **scarsa attrattiva economica dei farmaci più vecchi**, in particolare dei generici. A causa dei prezzi costantemente bassi, dei margini di profitto limitati e degli elevati requisiti normativi, i produttori si stanno ritirando sempre più da alcuni segmenti. Un esempio importante è il **tamoxifene**, un farmaco standard utilizzato nel trattamento del cancro al seno, che è diventato scarso in Germania nel 2022 perché uno dei principali produttori si è ritirato dal mercato e non è stato possibile trovare un sostituto adeguato. Anche la disponibilità globale di **antibiotici classici come l'ampicillina** è sempre più a rischio, poiché solo poche aziende producono ancora questi principi attivi in forma redditizia.

Anche la **gestione della qualità** gioca un ruolo fondamentale: spesso si verificano interruzioni della produzione a causa di difetti nei processi di produzione o di ispezioni fallite. Nel 2021, ad esempio, un grande sito produttivo in India, responsabile della fornitura globale di **eparina**, è stato chiuso a causa di gravi violazioni igieniche. Ciò ha provocato una carenza di mesi di questo farmaco anticoagulante in Europa e in Nord America.

Gli eventi geopolitici esacerbano ulteriormente queste debolezze strutturali. La guerra in Ucraina, la crisi di Taiwan, i conflitti commerciali internazionali e i disastri naturali regionali (come le inondazioni nelle aree di produzione del Sud-Est asiatico) hanno messo in luce la vulnerabilità globale delle catene di approvvigionamento farmaceutico. In questo contesto, le strutture sanitarie sono sempre più costrette a utilizzare **percorsi di approvvigionamento alternativi** per mantenere la continuità delle cure ai pazienti. Queste vie sono spesso al di fuori della catena di approvvigionamento formale, attraverso contatti personali con grossisti all'estero, piattaforme non ufficiali, intermediari indipendenti o pool di stoccaggio auto-organizzati nelle reti ospedaliere.

La qualità dei prodotti reperiti in questo modo spesso non è fondamentalmente discutibile: molti provengono da lotti di produzione identici a quelli dei prodotti distribuiti ufficialmente. Tuttavia, il loro **status normativo** è problematico: la loro origine è difficile o impossibile da rintracciare, le catene del freddo possono non essere documentate, le date di scadenza sono interpretate in modo diverso da Paese a Paese e anche la responsabilità legale in caso di danni non è chiara. In questi casi, emerge un mercato grigio funzionale che colma le lacune dell'offerta ma opera al di là dei meccanismi di controllo stabiliti.

Anche **le differenze di prezzo** contribuiscono in modo significativo alle dinamiche del mercato grigio. Mentre il commercio parallelo all'interno dell'UE è legalmente consentito e in alcuni casi persino politicamente auspicabile - ad esempio per ridurre i costi - molti Paesi extraeuropei vietano completamente le reimportazioni o le limitano de facto attraverso ostacoli amministrativi. Tuttavia, in queste regioni stanno emergendo anche reti commerciali informali che si procurano i farmaci da Paesi con prezzi più bassi e li rivendono con profitto. In Nigeria, ad esempio, i **farmaci** vengono regolarmente importati **dall'Egitto o dall'India** e venduti attraverso mercati semi-regolamentati nelle farmacie urbane, spesso senza trasparenza riguardo all'origine, alle condizioni di trasporto o alla durata di conservazione.

Il quadro giuridico per questi processi è spesso **contraddittorio**. La questione di quando un farmaco è considerato importabile, quanto dura un brevetto, se i generici possono essere importati senza studi di bioequivalenza locali, quali documenti sono necessari per l'importazione o in quali circostanze è consentita la sostituzione, ha risposte diverse da Paese a Paese. Questa **incoerenza normativa** crea un vuoto giuridico che gli operatori professionali del mercato grigio sfruttano. Le farmacie internazionali di vendita per corrispondenza, in particolare, operano in questa zona grigia offrendo farmaci provenienti da Paesi terzi che non sono approvati in alcuni Paesi, ma non sono esplicitamente vietati. I consumatori di si trovano in uno stato di incertezza giuridica, mentre i fornitori sfuggono in gran parte alle azioni legali grazie a luoghi e modelli commerciali scelti deliberatamente.

In questo contesto, il mercato grigio **non è un fenomeno marginale**, ma l'espressione di un'incongruenza sistemica che si colloca tra logica di mercato, aspettative di fornitura e frammentazione normativa. La sua esistenza evidenzia la necessità di riforme fondamentali, non solo per rafforzare le catene di approvvigionamento nazionali, ma anche per armonizzare le normative farmaceutiche internazionali, promuovere la trasparenza nella distribuzione e sviluppare standard etici comuni nella gestione delle carenze.

3.4 Meccanismi di distribuzione e attori del mercato nella zona grigia

Il panorama degli attori del mercato farmaceutico grigio è estremamente eterogeneo e dinamico. Non esiste un profilo uniforme degli attori, né un confine chiaramente definito tra commercio legale e grigio, tra elusione deliberata e partecipazione strutturalmente indotta. Si tratta piuttosto di una rete fluida composta da un'ampia varietà di partecipanti che differiscono notevolmente in termini di motivazioni, conoscenze e influenza sull'attività di mercato, ma che insieme contribuiscono all'emergere, al perpetuarsi e alla complessità delle strutture del mercato grigio.

Le farmacie pubbliche e private, che in molti Paesi non sono solo punti di distribuzione finale ma anche unità di acquisto, sono coinvolte a livello centrale. In considerazione della cronica carenza di forniture e della pressione economica, molte farmacie stanno passando a fonti di approvvigionamento alternative, come grossisti all'estero, distributori non ufficiali o piattaforme digitali. In Germania, ad esempio, sono stati segnalati diversi casi di farmacie che, in caso di carenza di antibiotici, si sono rifornite di preparati da colleghi olandesi o belgi - a volte legalmente, a volte in una zona grigia senza una chiara protezione legale.

Le farmacie ospedaliere sono particolarmente vulnerabili in quanto sono responsabili della cura continua di gruppi di pazienti vulnerabili e spesso richiedono farmaci molto specifici che non sono disponibili presso i normali grossisti. In Francia nel 2022, ad esempio, si sono verificati casi in cui i farmaci antitumorali sono stati ottenuti direttamente dal Nord Africa attraverso piattaforme non certificate, poiché nessun fornitore nazionale era in grado di effettuare le consegne. I prodotti erano apparentemente autentici, ma privi di documentazione tracciabile sulla catena del freddo, il che rappresenta un rischio significativo per i farmaci citostatici sensibili alla temperatura.

In molti casi, i **grossisti specializzati fungono** da interfacce logistiche centrali. Si tratta sia di aziende regolarmente autorizzate che sfruttano in modo specifico le lacune dei sistemi nazionali di determinazione dei prezzi e di autorizzazione, sia di fornitori semi-professionali che operano nella zona di confine tra commercio parallelo, importazione diretta e riesportazione non dichiarata. Un esempio è la pratica di alcuni grossisti dell'Europa centro-orientale di acquistare grandi quantità di farmaci da mercati sovvenzionati dallo Stato come la Bulgaria o la Romania e di venderli in Paesi come la Germania, la Svezia o l'Austria sul sito - con un riconfezionamento formale, ma senza una documentazione sufficiente delle condizioni di stoccaggio e trasporto.

Gli operatori di piattaforme digitali sono un altro gruppo di attori rilevanti. Le farmacie di vendita per corrispondenza, i servizi di intermediazione e i fornitori di marketplace operano spesso a livello internazionale e sfruttano le ambiguità normative in materia di licenze, requisiti di prescrizione, selezione dei prodotti e responsabilità. In molti casi, fanno da mediatori tra i pazienti nei Paesi con prezzi elevati e i fornitori nei mercati con prezzi favorevoli. Ad esempio, esistono piattaforme che vendono farmaci dall'India, dal Messico o dalla Turchia ai pazienti statunitensi, formalmente come "importazioni dirette personali", ma in pratica come commercio di farmaci semi-professionale al di fuori del controllo della FDA.

Anche **i pazienti internazionali**, in particolare quelli provenienti da Paesi con prezzi elevati o accesso limitato, contribuiscono alla stabilizzazione delle strutture del mercato grigio. In molti casi, i pazienti si recano specificamente in Paesi con un basso costo dei farmaci, ad esempio per la fornitura di insulina in Canada da parte di americani, per il trattamento del cancro in India o per la terapia ormonale in Thailandia. Alcune di queste pratiche sono organizzate da **agenzie di viaggi medici** che offrono pacchetti completi di cure, compresa la fornitura di farmaci. In questo modo si confondono i confini tra turismo medico, cure d'emergenza e sfruttamento del mercato grigio per motivi economici.

Le società di trasporto, in particolare i fornitori di servizi logistici internazionali, svolgono un ruolo centrale nella movimentazione fisica dei prodotti del mercato grigio. In molti casi, si fanno carico della spedizione dalle farmacie o dalle piattaforme all'estero ai clienti finali privati senza essere informati sull'origine o sulla qualità dei prodotti. Anche gli spedizionieri trasportano i farmaci sul mercato grigio commerciale attraverso magazzini intermedi, aggirando le rotte di importazione regolari. La mancanza di documentazione sulla catena del freddo, l'assenza di una tracciabilità completa dei lotti e l'inadeguatezza dell'etichettatura sono problemi comuni, soprattutto per quanto riguarda i farmaci sensibili alla temperatura come l'**insulina, i vaccini o i farmaci biologici**.

In alcuni casi, i **produttori** sono coinvolti anche indirettamente, ad esempio quando riforniscono deliberatamente i mercati con quantità in eccesso per garantire la stabilità dei prezzi in alcune regioni o per esercitare un potere contrattuale nei confronti dei governi. Queste quantità in eccesso possono poi essere vendute ad altri mercati, il che costituisce di fatto una diversione del mercato grigio. Sebbene ciò non avvenga sempre con il consenso diretto delle aziende, è tacitamente approvato dalla mancanza di controllo, dalla pianificazione asimmetrica dei volumi o dalla deliberata mancanza di trasparenza nei contratti di distribuzione.

I casi in cui le **confezioni originali** vengono **manipolate o ridichiarate** sono particolarmente critici. Per soddisfare i requisiti nazionali o generare fiducia nei pazienti, le confezioni vengono adattate alle lingue, ai loghi o agli standard di dosaggio locali, spesso da intermediari privati senza qualifiche farmaceutiche. Ciò comporta incongruenze tra il foglietto illustrativo, il prodotto effettivo e l'obbligo di dichiarazione previsto dalla legge. La mancanza di prove sulla refrigerazione, sulla durata del trasporto o sull'origine del lotto rende inoltre praticamente impossibile la tracciabilità in caso di danni.

I rischi maggiori sono rappresentati dai farmaci con **una durata di conservazione limitata, un controllo sensibile della temperatura o requisiti speciali di conservazione.** Questi includono non solo i vaccini e i farmaci biologici, ma anche molte terapie oncologiche, antibiotici speciali e preparati ormonali. Se questi prodotti vengono commercializzati attraverso canali grigi, la perdita di qualità non è dovuta alla sostanza in sé, ma alla mancanza di controlli lungo la catena di distribuzione, con conseguenze potenzialmente gravi per la sicurezza e l'efficacia del trattamento.

In questo contesto, il panorama del mercato grigio non può essere suddiviso in semplici categorie di "legale" o "illegale". Piuttosto, molti operatori operano in **zone di incertezza normativa**, motivati da pressioni sull'offerta, opportunità economiche o mancanza di alternative. È quindi ancora più importante comprendere questo panorama di attori in modo differenziato, non solo come destinatari di controlli, ma anche come potenziali partner nella creazione di soluzioni di fornitura trasparenti, sicure ed eticamente giustificabili.

3.5 Piattaforme digitali e attività di vendita per corrispondenza transfrontaliera

Negli ultimi due decenni, la trasformazione digitale ha cambiato profondamente tutti i segmenti del mercato farmaceutico, dai processi di approvvigionamento e ordinazione delle informazioni alla distribuzione transfrontaliera. Ciò che un tempo era limitato ai canali di distribuzione nazionali, ai grossisti autorizzati e alle farmacie "bricks-and-mortar", si è espanso sotto l'influenza delle tecnologie digitali in un segmento di mercato globale difficile da controllare e in gran parte de-territorializzato. In particolare, l'emergere di **farmacie online, piattaforme di vendita per corrispondenza e mercati farmaceutici digitali** che operano a livello internazionale ha cambiato radicalmente l'accesso ai farmaci, sia per i pazienti che per i fornitori.

Oggi le piattaforme digitali consentono di ottenere farmaci in tutto il mondo, indipendentemente dal fatto che siano autorizzati, rimborsabili o disponibili nel Paese di origine del paziente. In Paesi come gli Stati Uniti, dove molti farmaci non sono coperti dall'assicurazione sanitaria generale, i pazienti si rivolgono sempre più spesso alle **farmacie di vendita per corrispondenza del Canada o dell'India** per assicurarsi la fornitura di insulina, statine, antidepressivi o antipertensivi. In numerosi casi documentati, i pazienti australiani ordinano preparati ormonali dalla Tailandia, mentre i pazienti dell'UE si procurano farmaci antitumorali attraverso piattaforme con sede in Turchia o negli Emirati Arabi Uniti.

Tali piattaforme sono spesso annidate a livello internazionale. Il sito web è registrato in un paese, la base logistica in un altro, l'elaborazione dei pagamenti è gestita da fornitori terzi in centri offshore e il server si trova in un paese con leggi poco rigorose sulla protezione dei dati o sulla sanità. Il popolare portale "PharmacyChecker", ad esempio, che elenca farmaci provenienti da diverse decine di Paesi, utilizza infrastrutture negli Stati Uniti, in Canada e in India. Le spedizioni vengono effettuate da società di logistica internazionali, che spesso consegnano in quantità molto ridotte per non superare i **limiti di esenzione doganale** o per evitare l'attenzione di autorità sanitarie. Una confezione viene quindi inviata in più lettere, a volte senza una dichiarazione chiara o con un codice merceologico non sospetto.

Inoltre, molte di queste piattaforme dispongono di **meccanismi tecnici di protezione** che rendono difficile la tracciabilità. Tra questi, metodi di pagamento anonimi, chatbot automatizzati al posto di persone di contatto reali, crittografia delle comunicazioni e mancanza di un'impronta chiara e di dettagli sulla responsabilità. In alcuni casi, il dominio viene regolarmente cambiato o gestito con un nome diverso per rendere più difficile l'accesso alle autorità di regolamentazione.

Queste piattaforme sono **molto interessanti per** i consumatori finali. Le ragioni più importanti sono

- **Disponibilità**: i farmaci non disponibili in Germania o disponibili solo con un lungo periodo di attesa vengono offerti immediatamente.

- **Vantaggio di prezzo**: le differenze di prezzo sono talvolta notevoli. Ad esempio, una dose mensile di un farmaco come il **sofosbuvir** contro l'epatite C costa in India circa l'1% del prezzo statunitense.

- **Accessibilità**: nei Paesi in cui la prescrizione medica è restrittiva o la legislazione sugli stupefacenti è rigida, i pazienti trovano spesso qui un accesso a bassa soglia ai preparati desiderati.

- **Discrezione**: per molte persone l'ordine anonimo gioca un ruolo centrale, soprattutto quando si tratta di farmaci per la sessualità, la psiche o l'identità di genere (ad esempio **finasteride, preparati ormonali, benzodiazepine**).

Questa attrattiva fa sì che il commercio farmaceutico digitale per corrispondenza non solo promuova massicciamente le importazioni dirette legali, ma anche le forme di approvvigionamento del mercato grigio. **Il fatto che il controllo normativo sia di fatto compromesso** è particolarmente problematico: Le autorità sanitarie spesso non sono in grado di intraprendere azioni legali contro i fornitori, poiché la sede della società si trova al di fuori della loro giurisdizione. Anche le norme di autorizzazione specifiche del Paese, i requisiti di conservazione o gli obblighi di prescrizione possono essere tecnicamente aggirati.

Allo stesso tempo, esiste un **rischio considerevole per la sicurezza dei pazienti**. Numerosi studi hanno dimostrato che una percentuale significativa di farmaci ordinati online **non contiene il principio attivo dichiarato, è sottodosata o contiene impurità**. Anche nel caso di prodotti originali, vi è incertezza sulle condizioni di conservazione, trasporto o autenticità della confezione. In un caso nel Regno Unito, a un paziente è stato fornito un sostituto di un farmaco antiepilettico ottenuto dall'Europa dell'Est tramite una piattaforma online: il risultato è stato un attacco epilettico dovuto a una quantità insufficiente di principio attivo. Anche i decessi causati da oppioidi falsamente dichiarati, come l'**ossicodone contraffatto contenente fentanil**, sono stati ripetutamente documentati.

Ciò pone enormi problemi al settore pubblico. Le agenzie farmaceutiche nazionali stanno perdendo il controllo sui flussi di mercato, i **sistemi di rimborso statali** sono sotto pressione perché i pazienti importano sempre più spesso da soli e i **fornitori criminali di** sfruttano la fiducia nel commercio digitale per vendere prodotti contraffatti con un elevato margine di profitto. Anche le opzioni di intervento legale sono limitate: Le piattaforme operano a livello transnazionale, i partner logistici spesso non sono soggetti ad alcuna legislazione farmaceutica e anche la protezione dei consumatori finali è difficile da applicare, poiché molti ordini sono dichiarati come "importazione privata per uso personale", una categoria che rappresenta una zona grigia dal punto di vista legale in molti Paesi.

La trasformazione digitale non solo ha aperto nuovi canali per le cure mediche, ma ha anche accelerato in modo massiccio l'emergere di un **mercato grigio senza limiti e difficile da regolamentare**. Gli strumenti esistenti per il controllo dei medicinali - dall'autorizzazione, all'ispezione, alla sorveglianza del mercato - sono solo insufficientemente efficaci. Un riorientamento delle strategie normative, che includa la cooperazione internazionale, i sistemi di tracciabilità digitale e chiare strutture di responsabilità, è quindi assolutamente necessario per garantire la protezione dei pazienti, la sicurezza dell'approvvigionamento e la trasparenza del mercato anche nella sfera digitale.

3.6 Bibliografia (Capitolo 3)

Arney, L., Yadav, P., Miller, R., & Wilkerson, T. (2014). Pratiche di contrattazione strategica per migliorare l'approvvigionamento di prodotti sanitari. *Global Health: Science and Practice*, 2(3), 295-303. https://doi.org/10.9745/GHSP-D-14-00026

Attaran, A. (2015). Fermare l'omicidio per via medica: introdurre il modello di legge sul crimine in medicina. *The American Journal of Law & Medicine*, 41(2-3), 342-394. https://doi.org/10.1177/0098858815591511

Commissione europea. (2020). *Studio sulla carenza di medicinali nell'UE*. Direzione generale della Salute e della sicurezza alimentare. https://health.ec.europa.eu.

Gray, A. L. e Manasse, H. R. (2012). Carenza di farmaci: una sfida globale complessa. *Bollettino dell'Organizzazione Mondiale della Sanità*, 90(3), 158-158A. https://doi.org/10.2471/BLT.11.101303

Hertig, J. B., Weber, R. J., & Schneider, P. J. (2020). La carenza di farmaci negli Stati Uniti: problemi storici e attuali. *American Journal of Health-System Pharmacy*, 77(11), 800-807. https://doi.org/10.1093/ajhp/zxaa080

Istituto di Medicina. (2013). *Contrastare il problema dei farmaci falsificati e al di sotto degli standard*. Washington, DC: The National Academies Press. https://doi.org/10.17226/18272.

Mackey, T. K., Nayyar, G., & Liang, B. A. (2015). Digital dangers: A cross-country exploratory study of consumer perceptions of illicit online pharmacies. *JMIR Public Health and Surveillance*, 1(1), e2. https://doi.org/10.2196/publichealth.4198

Nayyar, G. M. L., Breman, J. G., Herrington, J., & Mackey, T. K. (2019). *Il commercio illecito di prodotti farmaceutici: una minaccia per la salute pubblica globale*. In OCSE (a cura di), *Farmaci e ambiente*. OECD Publishing. https://www.oecd-ilibrary.org

Organizzazione mondiale della sanità (OMS). (2017). *Sistema globale di sorveglianza e monitoraggio dell'OMS per i prodotti medici non conformi e falsificati*. https://www.who.int.

Organizzazione Mondiale della Sanità (OMS). (2019). *Affrontare la carenza globale di farmaci e vaccini*. Rapporto tecnico dell'OMS. https://www.who.int/publications/i/item/9789241515518

Organizzazione mondiale delle dogane (OMD). (2021). *Rapporto sul commercio illecito 2020: capitolo prodotti medici*. https://www.wcoomd.org.

Capitolo 4: Tipologie di offerte farmaceutiche basate sul mercato grigio

4.1 Importazioni ed esportazioni parallele

Le importazioni parallele non sono solo la manifestazione più nota, ma anche quella più istituzionalmente consolidata del mercato farmaceutico grigio. Sono un esempio lampante dell'intreccio tra lacune normative e incentivi basati sul mercato in un settore sanitario globalizzato. All'interno dell'Unione Europea, il commercio parallelo ha ricevuto una base legale a determinate condizioni, derivanti dal principio della libera circolazione delle merci nel mercato interno. Questo principio è alla base della cosiddetta regola dell'esaurimento, secondo la quale i diritti esclusivi di commercializzazione di un produttore terminano quando un prodotto viene legalmente immesso sul mercato per la prima volta all'interno dello Spazio economico europeo. Non appena un medicinale è stato immesso in commercio in uno Stato membro in conformità alle norme ivi applicabili, può essere esportato in altri Stati membri e commercializzato senza il consenso del produttore originale, a condizione che siano rispettati i requisiti applicabili in materia di sicurezza dei farmaci, confezionamento e foglietti illustrativi. Questo regolamento consente un'ampia circolazione dei medicinali senza che il produttore possa influenzare le ulteriori rotte commerciali.

Il motore economico di questo sistema è la divergenza di prezzo, a volte considerevole, tra i mercati farmaceutici dei singoli Stati membri dell'UE. Nei Paesi con una forte regolamentazione statale e un marcato mantenimento dei prezzi, come la Grecia o il Portogallo, i prezzi dei farmaci sono spesso significativamente inferiori al livello di economie organizzate in modo liberale come la Germania o la Svezia. Queste differenze creano un margine di arbitraggio economico, che viene deliberatamente sfruttato dai commercianti paralleli. Questi operatori operano solitamente a livello internazionale, dispongono di strutture logistiche specializzate e acquistano farmaci in mercati a basso costo per poi rivenderli con profitto in mercati più costosi. I prodotti rimangono farmacologicamente identici, ma passano attraverso canali di distribuzione alternativi che non erano originariamente previsti dal produttore. Gli spostamenti logistici che ne derivano influenzano la catena del valore farmaceutico a diversi livelli.

Mentre i sostenitori del commercio parallelo ne sottolineano la funzione di correttivo della regolamentazione del mercato, i critici ne sottolineano gli effetti potenzialmente destabilizzanti sui sistemi di approvvigionamento nazionali ed europei. A livello economico, si sostiene che il commercio parallelo abbia un effetto di contenimento dei prezzi, contribuisca a una maggiore trasparenza e contrasti l'abuso di strategie di prezzo monopolistiche. Allo stesso tempo, però, esistono rischi strutturali per la sicurezza degli approvvigionamenti, soprattutto se grandi quantità di farmaci vengono esportate da Paesi con livelli di prezzo più bassi e non possono essere sostituite abbastanza rapidamente in loco. Questo aspetto è considerato particolarmente critico nelle economie più piccole, che hanno capacità produttive e scorte limitate. In questi casi, una carenza di farmaci essenziali può avere conseguenze drammatiche per i pazienti e per il sistema sanitario nel suo complesso.

Un'altra area problematica è la garanzia di qualità e la tracciabilità dei prodotti commercializzati. Le importazioni parallele all'interno dell'UE sono soggette a requisiti rigorosi in termini di documentazione, sicurezza e imballaggio. Tuttavia, il coinvolgimento di diversi intermediari può portare a una diluizione della responsabilità diretta del produttore. In particolare, la tracciabilità di farmacovigilanza dei lotti e degli effetti collaterali è più difficile quando i prodotti escono dal canale di distribuzione ufficiale. La responsabilità legale in caso di danni rimane spesso poco chiara, soprattutto se il produttore non aveva alcun controllo sulle condizioni di stoccaggio o sulle vie di trasporto.

Al di fuori dell'Unione Europea, il commercio parallelo di prodotti farmaceutici è generalmente molto meno istituzionalizzato e legalizzato. Negli Stati Uniti, ad esempio, l'importazione di farmaci su prescrizione dall'estero è solitamente considerata una violazione della legge farmaceutica, del diritto d'autore o del diritto dei marchi. Ciononostante, anche qui si è creata una struttura informale in cui i consumatori americani, in particolare, si procurano farmaci dal Canada, dal Messico o da altri Paesi per aggirare i prezzi dei medicinali, a volte drasticamente più alti, negli Stati Uniti. Questa pratica, che spesso si svolge attraverso farmacie online o fornitori vicini al confine, si colloca in una zona grigia dal punto di vista legale ed è espressione di un problema profondo di mancanza di armonizzazione normativa internazionale.

L'esistenza di tali strutture parallele evidenzia una tensione fondamentale nel sistema sanitario globale: da un lato, la crescente importanza dei sistemi nazionali di determinazione dei prezzi e di autorizzazione per garantire la sicurezza dell'offerta e il controllo economico, dall'altro, la pressione della domanda globale che passa ad alternative più economiche quando i sistemi nazionali falliscono o sono troppo restrittivi. Le importazioni parallele non funzionano quindi solo come strumento economico, ma anche come sintomo di una struttura normativa frammentata in cui i principi di mercato e normativi non sono sincronizzati tra loro. In questo senso, rappresentano sia un monito che uno stimolo per una profonda riorganizzazione degli standard internazionali nel commercio farmaceutico.

4.2 Farmacie Internet e ordini internazionali

Con l'ascesa globale di Internet e la relativa digitalizzazione del comportamento dei consumatori, si è verificato un profondo cambiamento strutturale nella distribuzione dei farmaci, la cui importanza va ben oltre i mercati nazionali. In questo contesto, le vendite dirette digitali attraverso le farmacie su Internet o le cosiddette farmacie per corrispondenza devono essere considerate come un segmento nuovo, dinamico e allo stesso tempo ambivalente del mercato farmaceutico. Mentre alcuni di questi fornitori sono istituzioni autorizzate e regolamentate dallo Stato - come le farmacie legalmente autorizzate in Germania, che possono vendere farmaci online a condizioni rigorose - una parte significativa del commercio online globale opera in un vuoto normativo. Questi fornitori spesso eludono il controllo diretto dello Stato scegliendo di avere sede in Paesi con una debole supervisione, una legislazione inadeguata o scarse capacità esecutive e vendendo i loro prodotti oltre confine attraverso reti logistiche internazionali.

Un esempio illustrativo di questa situazione è l'acquisto online di farmaci su prescrizione da parte di pazienti statunitensi presso farmacie situate in Canada, India o Sud-Est asiatico. I clienti si trovano tipicamente in Paesi con livelli di prezzo elevati, come gli Stati Uniti, la Svizzera o i Paesi scandinavi, oppure hanno un accesso difficile o costoso a determinati farmaci. Il fenomeno dell'ordinazione di farmaci online dall'estero è diffuso anche in Germania e in Austria, ad esempio nel caso di preparati ormonali per la terapia di riassegnazione di genere, di psicofarmaci non autorizzati in ogni dosaggio o di farmaci per malattie rare non inclusi nell'elenco nazionale dei medicinali.

La valutazione legale di tali acquisti è molto complessa e varia da Paese a Paese. In molti Paesi europei, tra cui la Germania, l'importazione di medicinali soggetti a prescrizione medica per uso personale è consentita a determinate condizioni, ad esempio se è disponibile la prescrizione del medico e se il medicinale è importato in una quantità usuale per uso privato. In altri Paesi, invece - ad esempio in Giappone, Singapore o Corea del Sud - l'importazione di farmaci con obbligo di prescrizione è generalmente vietata o possibile solo a condizioni estremamente restrittive, ad esempio previa autorizzazione delle autorità sanitarie. Negli Stati Uniti, l'importazione di farmaci con obbligo di prescrizione è generalmente illegale, ma nella pratica è spesso tollerata dalle autorità doganali a condizione che vengano importate piccole quantità per uso personale.

Dal punto di vista del consumatore finale, questa situazione legale porta a un sistema altamente opaco e di difficile comprensione, ulteriormente frammentato dalla mancanza di coordinamento internazionale. Le zone d'ombra sorgono principalmente alle interfacce tra la legislazione farmaceutica nazionale, i regolamenti doganali e il commercio online globalizzato. I farmaci vengono di fatto importati, utilizzati e ceduti, anche se la loro ammissibilità legale non è chiara o è esplicitamente vietata. Un esempio tipico è l'acquisto di antidepressivi come la fluoxetina o la sertralina tramite piattaforme online dall'Asia, dove non è chiaramente garantita né la conformità agli standard di qualità farmacologica né l'autorizzazione in Europa.

Un rischio fondamentale associato al mercato grigio digitale è l'inadeguata garanzia di autenticità e qualità dei farmaci commercializzati. Numerosi studi internazionali, tra cui quelli dell'Organizzazione Mondiale della Sanità, dell'Interpol e dell'Istituto Federale per i Farmaci e i Dispositivi Medici, hanno dimostrato che una percentuale significativa di farmaci ordinati tramite le farmacie online è difettosa. Si tratta di principi attivi dichiarati in modo errato, concentrazioni di principi attivi mancanti o manipolati, sostanze portanti contaminate e farmaci completamente contraffatti che non hanno alcun effetto terapeutico. Nei casi più gravi possono verificarsi danni acuti alla salute, ad esempio in caso di assunzione di dosi errate di antipertensivi, sostanze insulino-simili o citostatici. Un caso particolarmente drammatico è stato documentato nel 2018 quando diversi pazienti negli Stati Uniti sono stati ricoverati in ospedale dopo aver assunto un farmaco presumibilmente antitumorale ordinato online: il prodotto non conteneva alcuna sostanza farmacologicamente attiva, ma residui di solventi tossici.

La situazione è aggravata dal fatto che anche piattaforme apparentemente affidabili spesso funzionano come reti di occultamento. Siti web che a prima vista appaiono professionali spesso conducono a distributori intermediari o a marketplace che non forniscono informazioni chiare sul luogo di produzione, sulle condizioni di stoccaggio o sugli attori coinvolti. In molti casi, la catena di approvvigionamento rimane completamente opaca, rendendo praticamente impossibile la tracciabilità normativa.

Ciò rappresenta un rischio considerevole, in particolare per i farmaci con un range terapeutico ristretto, ovvero quelli per i quali anche piccole deviazioni nel dosaggio possono risultare tossiche o inefficaci. Tra questi vi sono gli antiepilettici, gli ormoni tiroidei, gli anticoagulanti e alcuni antibiotici.

Nonostante questi rischi, il mercato farmaceutico digitale è interessante per molti pazienti. La possibilità di ordinare i farmaci indipendentemente dal medico, i prezzi a volte significativamente più bassi, il trattamento discreto senza presenza fisica e la facile disponibilità sono molto attraenti, soprattutto per le persone con malattie croniche, stress psicologico o in regioni poco servite dal punto di vista medico. Ad esempio, molte persone transgender nelle zone rurali dell'Europa o del Nord America riferiscono di procurarsi i preparati ormonali all'estero perché non esiste un'assistenza medica specializzata disponibile in loco . Anche i pazienti affetti da cancro che dipendono da alcuni principi attivi ricorrono talvolta a fonti internet se il farmaco non è disponibile nel loro Paese o non lo è in tempo.

Questi sviluppi dimostrano che il mercato grigio digitale dei farmaci è un fenomeno complesso e multidimensionale che rivela sia carenze strutturali nell'offerta globale di farmaci sia disomogeneità normative. È un'espressione della crescente delimitazione del mercato farmaceutico, in cui i pazienti cercano soluzioni individuali, spesso rischiose, tra la pressione dei costi, le strozzature dell'offerta e le barriere normative. Allo stesso tempo, rivela l'urgente necessità di un'armonizzazione internazionale delle normative, di un rafforzamento delle capacità di controllo dello Stato nello spazio digitale e di modelli di cura innovativi che rispondano alle legittime esigenze dei pazienti senza mettere a repentaglio la loro salute attraverso strutture non trasparenti.

4.3 Il "turismo medico" e l'autoapprovvigionamento transfrontaliero

L'autoapprovvigionamento transfrontaliero mirato di farmaci attraverso i viaggi per motivi medici - spesso racchiuso sotto il termine "turismo sanitario" o "viaggi per motivi medici" - si è sviluppato negli ultimi due decenni come una componente strutturalmente rilevante del commercio globale di prodotti sanitari. È l'espressione di una duplice dinamica: da un lato, la crescente globalizzazione dei servizi medici e delle innovazioni terapeutiche e, dall'altro, la crescente insoddisfazione di molti pazienti nei confronti dei sistemi sanitari nazionali, spesso caratterizzati da costi elevati, lunghi tempi di attesa o ostacoli normativi. Questo sviluppo ha portato un numero sempre maggiore di pazienti a recarsi in Paesi dove i farmaci sono più economici, più facilmente disponibili o meno limitati dalle normative.

I tipici Paesi di destinazione di questi viaggi per motivi medici sono India, Thailandia, Messico, Turchia, Ungheria e Polonia. Questi Paesi combinano diversi fattori di attrazione per i pazienti dei Paesi industrializzati occidentali: prezzi dei farmaci significativamente più bassi, pratiche di approvazione liberali, infrastrutture mediche altamente specializzate e spesso una minore densità normativa. L'India, ad esempio, offre un'ampia gamma di farmaci generici a una frazione del costo dei farmaci originali occidentali. I pazienti affetti da malattie croniche come il diabete, i reumatismi o le malattie cardiovascolari vi si recano regolarmente per fare scorta di grandi quantità di farmaci a basso costo. Anche le città messicane di confine, come Tijuana o Ciudad Juárez, sono diventate centri di acquisto transnazionale di farmaci, soprattutto per i pazienti statunitensi che non possono permettersi di acquistare farmaci da prescrizione nel proprio Paese. In Thailandia e in Turchia, invece, i pazienti più ricchi provenienti dall'Europa o dagli Stati del Golfo possono essere curati con i più recenti farmaci antitumorali o con terapie ormonali innovative che non sono ancora autorizzate o rimborsabili nei loro Paesi d'origine a causa di ostacoli normativi.

Questo fenomeno è particolarmente evidente in oncologia, ovvero nel trattamento del cancro. In questo caso, i pazienti si scontrano spesso con lunghi processi di approvazione o con costi estremamente elevati per i nuovi farmaci. Un esempio illustrativo è l'acquisizione mirata del farmaco *pembrolizumab*, un cosiddetto inibitore del checkpoint, che è già disponibile e accessibile in alcuni Paesi come l'India o la Turchia, mentre in altri Paesi è disponibile solo attraverso complicati programmi di indigenza o a prezzi al di là delle possibilità finanziarie di molti pazienti. Il turismo medico è altrettanto importante per il trattamento di malattie rare, come i disturbi genetici del metabolismo o le sindromi neurologiche. Poiché i farmaci per queste indicazioni sono spesso approvati o disponibili solo in pochissimi Paesi, le famiglie con bambini affetti si recano regolarmente in cliniche specializzate nell'Europa dell'Est o nel Sud-Est asiatico per ottenere i farmaci o iniziare nuove terapie.

Inoltre, le terapie personalizzate, come le terapie cellulari CAR-T o i trattamenti ormonali personalizzati, stanno assumendo un ruolo sempre più importante. Questi trattamenti, che non sono ancora approvati o non sono rimborsabili nel Paese d'origine, vengono già offerti commercialmente in alcuni centri medici - ad esempio in Corea del Sud o a Singapore - e combinati con un pacchetto completo di servizi per i pazienti internazionali. Anche in Europa esistono punti caldi del turismo medico: a Budapest, ad esempio, ci sono cliniche specializzate in medicina riproduttiva e trattamenti endocrinologici, mentre in Polonia vengono offerti a prezzi relativamente bassi i moderni farmaci biologici per il trattamento delle malattie autoimmuni su.

Anche se l'acquisto transfrontaliero di farmaci per uso personale è legale in molti Paesi, i pazienti si trovano ancora in un'area legalmente diffusa. I farmaci importati sono soggetti alle normative farmaceutiche e doganali nazionali, che variano notevolmente in termini di tipologia, portata e requisiti di analisi. In Germania, ad esempio, un paziente può portare medicinali dall'estero per uso personale, purché non siano soggetti alla legge sugli stupefacenti e siano importati in una quantità adeguata all'uso personale. In altri Paesi, come l'Australia o il Giappone, le importazioni sono strettamente regolamentate o vietate, anche per uso personale. Questa incoerenza crea un elevato grado di incertezza giuridica per i pazienti interessati, soprattutto se non sono pienamente informati o se sottovalutano la complessità delle normative.

Un altro punto critico riguarda la garanzia di qualità e la continuità terapeutica. Poiché i farmaci vengono spesso acquistati e utilizzati al di fuori dell'assistenza medica del paziente, non è garantito un monitoraggio medico continuo. Aumenta di conseguenza il rischio di incompatibilità con i farmaci esistenti, di cure di follow-up inadeguate o di effetti collaterali non riconosciuti.

Un altro problema è la documentazione incompleta del trattamento all'estero, che può portare a lacune nella biografia medica. Questo vale, ad esempio, per il mancato controllo dei valori di laboratorio prima di iniziare una terapia ormonale, per il fatto che l'origine di un preparato oncologico non può essere rintracciata o per la somministrazione non documentata di sostanze per via endovenosa in una clinica estera.

L'auto-approvvigionamento transfrontaliero di farmaci attraverso i viaggi medici non mostra quindi solo le carenze economiche e normative dei sistemi sanitari nazionali, ma anche un crescente bisogno di autonomia terapeutica e libertà di scelta individuale. Molti pazienti vivono il turismo medico non come una soluzione di emergenza puramente economica, ma come un atto consapevole di auto-emancipazione di fronte a un sistema sanitario percepito come lento, inefficiente o restrittivo. Allo stesso tempo, questa pratica manifesta una moltitudine di ambivalenze: si muove tra libertà e rischio, tra responsabilità individuale e perdita strutturale di controllo, tra mobilità globale e obblighi legali nazionali. In questo senso, il turismo medico non è solo una sfida per la regolamentazione farmaceutica, ma anche una questione etica e di politica sanitaria di crescente rilevanza nell'era dei mercati sanitari globali.

4.4 Medicinali non autorizzati con uso off-label

Gli usi off-label dei medicinali - cioè l'utilizzo di un farmaco al di fuori delle indicazioni, del dosaggio, del gruppo di età o della forma farmaceutica approvati dalle autorità regolatorie - sono molto diffusi nella pratica clinica e rappresentano una complessa area di tensione tra necessità medica, innovazione terapeutica e incertezza normativa. I medici ricorrono regolarmente ad applicazioni off-label, in particolare in aree in cui le opzioni terapeutiche consolidate sono carenti, non sufficientemente efficaci o non autorizzate per specifici gruppi di pazienti. I contesti tipici includono il trattamento di malattie rare, la medicina pediatrica, l'oncologia, la terapia del dolore, la psichiatria e il trattamento di patologie croniche resistenti alla terapia. In queste aree, l'evidenza scientifica è spesso ben consolidata attraverso case report, piccoli studi o molti anni di esperienza clinica, anche se non esiste un'autorizzazione formale da parte delle autorità nazionali o internazionali del farmaco.

Dal punto di vista legale, le applicazioni off-label rientrano nell'ambito della libertà terapeutica medica. Ciò consente ai medici autorizzati di discostarsi dall'indicazione autorizzata di un farmaco, purché ciò sia nell'interesse del benessere del paziente e si basi su una giustificazione medica comprensibile. Tuttavia, ciò è associato ad un aumento dei requisiti del dovere di diligenza del medico. Questi includono l'informazione completa del paziente sulle opportunità e sui rischi dell'uso off-label, il consenso esplicito in conformità al cosiddetto principio del "consenso informato" e una documentazione dettagliata durante il corso del trattamento. Questi requisiti mirano a garantire il mantenimento dell'equilibrio tra l'autonomia medica e la sicurezza del paziente e che l'applicazione non sia arbitraria ma basata sull'evidenza.

La pratica off-label assume un carattere di mercato grigio in particolare quando i farmaci sono specificamente procurati dall'estero per trattare indicazioni per le quali non esiste un'opzione approvata o disponibile nel Paese di origine del paziente. Ciò riguarda soprattutto i nuovi principi attivi che sono ancora in fase di autorizzazione o che sono stati approvati solo in alcuni Paesi.

Un esempio importante è l'accesso a terapie oncologiche innovative come gli anticorpi immunomodulatori, che sono già utilizzati negli Stati Uniti, ad esempio, mentre nell'Unione Europea non hanno ancora un'autorizzazione all'immissione in commercio o l'hanno solo limitata. Anche i farmaci per il trattamento delle malattie genetiche o gli agenti neuropsichiatrici altamente specializzati - come l'esketamina per la depressione resistente al trattamento - sono spesso utilizzati off-label prima di essere resi disponibili attraverso il sistema regolare.

In molti casi, questi farmaci vengono acquistati tramite farmacie internazionali specializzate, piattaforme online, reti private o attraverso il contatto diretto con produttori o cliniche di ricerca all'estero. In pratica, pazienti e medici si trovano spesso a operare in una terra di nessuno dal punto di vista normativo: l'approvvigionamento avviene al di fuori del sistema di distribuzione regolamentato, le autorità responsabili non sono informate o lo sono solo a posteriori e di solito non c'è un monitoraggio sistematico delle condizioni di importazione, stoccaggio e garanzia di qualità. Questo non solo può portare a incertezze legali, ad esempio per quanto riguarda la responsabilità del prodotto in caso di effetti collaterali o danni, ma rende anche più difficile per le compagnie di assicurazione sanitaria rimborsare i costi del trattamento, poiché in genere richiedono un'autorizzazione formale come prerequisito per il rimborso. La tracciabilità dei progressi clinici, ad esempio nell'ambito dei programmi di sicurezza dei farmaci o dei registri degli studi, è solitamente inadeguata in questi casi.

L'uso off-label nel contesto dell'automedicazione è un settore particolarmente rischioso. Spesso si verificano situazioni in cui i pazienti - spinti da ricerche su Internet, testimonianze o forum - si procurano farmaci da farmacie online non regolamentate e li assumono senza consultare il medico. Ciò può riguardare preparazioni che non sono mai state autorizzate per l'indicazione prevista o il cui uso dovrebbe avvenire in condizioni cliniche specifiche. Un esempio tipico è l'uso del modafinil, un farmaco per il trattamento della narcolessia, che viene assunto off-label da persone sane per migliorare le prestazioni nel senso del cosiddetto "potenziamento cognitivo". Allo stesso modo, la finasteride - originariamente sviluppata per il trattamento dell'iperplasia prostatica benigna - viene assunta dagli uomini per il trattamento cosmetico della perdita di capelli senza un monitoraggio medico dei livelli ormonali o una considerazione dei potenziali effetti collaterali come la depressione o la disfunzione sessuale.

Queste applicazioni off-label autoprodotte rappresentano un'area grigia particolarmente pronunciata in cui si intrecciano dimensioni mediche, legali ed etiche. I pazienti si assumono la responsabilità di decisioni che normalmente vengono prese sotto la supervisione di un medico, ma senza avere le competenze necessarie per valutare correttamente le interazioni farmacologiche, le controindicazioni o i fattori di rischio individuali. Il risultato può essere una pericolosa distorsione della valutazione del rapporto rischio/beneficio, soprattutto quando vengono utilizzati farmaci con un basso range terapeutico o un elevato potenziale di effetti collaterali. Si tratta, ad esempio, di antipsicotici, preparati ormonali o immunosoppressori, il cui uso incontrollato può avere gravi conseguenze per la salute.

In sintesi, se da un lato gli usi off-label rappresentano una risorsa terapeutica significativa, in particolare nelle aree con opzioni terapeutiche limitate, dall'altro rappresentano un rischio per i pazienti e i sistemi sanitari che non deve essere sottovalutato se vengono utilizzati in modo incontrollato o senza una supervisione medica qualificata. Le aree grigie che si aprono, in particolare per quanto riguarda l'acquisto transfrontaliero di farmaci e le applicazioni autogestite, richiedono urgentemente un dibattito più intenso sulla regolamentazione, l'etica medica e la politica sanitaria. Una maggiore armonizzazione internazionale delle pratiche di autorizzazione, la creazione di regolamenti più trasparenti per le applicazioni off-label e l'espansione di servizi di informazione di qualità garantita per gli operatori sanitari e i pazienti potrebbero contribuire a sfruttare meglio le opportunità offerte da questo strumento senza mettere a rischio la sicurezza e l'integrità del mercato farmaceutico.

4.5 "Programmi per pazienti identificati e schemi di accesso precoce

In molti sistemi sanitari di tutto il mondo esistono meccanismi legali che consentono di dispensare ai pazienti farmaci non autorizzati in situazioni eccezionali. Questi meccanismi hanno nomi diversi - come *Named Patient Programmes (NPP)*,

Compassionate Use, *Early Access Programmes* o *Expanded Access* - e servono principalmente a dare ai pazienti affetti da malattie gravi, potenzialmente letali o incurabili, l'accesso a terapie innovative prima che queste abbiano ricevuto la piena approvazione normativa. La necessità di tali programmi è particolarmente sentita nel caso di malattie rare, indicazioni oncologiche, malattie neurodegenerative o terapie geniche altamente specializzate, in quanto i pazienti interessati spesso non hanno alternative terapeutiche e altrimenti dovrebbero attendere il lancio ufficiale del farmaco sul mercato, che può richiedere mesi o addirittura anni.

Dal punto di vista formale, questi programmi non sono offerte del mercato grigio in senso stretto, in quanto sono generalmente condotti sotto la supervisione delle autorità nazionali del farmaco, dopo la revisione da parte dei comitati etici o nell'ambito di protocolli di studi clinici. Ad esempio, la legge tedesca sui prodotti medicinali (§21 comma 2 n. 6 AMG) consente la distribuzione di un farmaco non autorizzato nell'ambito di un programma di emergenza se non è disponibile una terapia autorizzata e vi è un rischio immediato per la vita e l'incolumità fisica. In Francia, il sistema di *Autorisation Temporaire d'Utilisation (ATU)* regola l'accesso a tali farmaci, mentre in Canada esiste il *Programma di Accesso Speciale (SAP)*. La struttura legale di questi programmi è solitamente soggetta a condizioni rigorose: Una malattia grave, la mancanza di alternative terapeutiche, un potenziale beneficio del farmaco, la disponibilità di dati scientifici, l'approvazione di un medico e il coinvolgimento delle autorità competenti sono elementi fondamentali.

Nella pratica, tuttavia, i confini tra le normative legali speciali, gli interessi economici dei produttori e l'approvvigionamento informale da parte dei pazienti o di fornitori terzi spesso si confondono. Un esempio classico è il caso del farmaco *Zolgensma*, una terapia genica per il trattamento dell'atrofia muscolare spinale (SMA) nei bambini. Già prima dell'approvazione del farmaco in Europa, i produttori, le iniziative dei pazienti e i professionisti del settore medico hanno organizzato congiuntamente programmi di accesso in cui pazienti selezionati ricevevano il farmaco attraverso un cosiddetto "programma di accesso gestito". In molti casi, non era chiaro quali criteri fossero stati utilizzati per la selezione, quali dati fossero stati sistematicamente raccolti e se fossero stati soddisfatti tutti i requisiti medici. I critici hanno accusato l'azienda produttrice di aver utilizzato il programma per prepararsi al lancio sul mercato e come strumento strategico per esercitare pressioni pubbliche sulle autorità regolatorie.

Esistono esempi simili nel campo dell'oncologia. Ad esempio, il farmaco *Libtayo* (cemiplimab), un inibitore del checkpoint immunitario per il trattamento di alcuni tumori della pelle, è stato reso disponibile in diversi Paesi attraverso programmi di accesso anticipato, prima ancora che fosse concessa l'approvazione formale. In alcuni casi, l'accesso è stato organizzato attraverso le farmacie internazionali, e i pazienti ne sono venuti a conoscenza attraverso gli oncologi curanti o i gruppi di sostegno. A volte i programmi si svolgevano parallelamente agli studi clinici e servivano non solo a fornire assistenza terapeutica, ma anche a raccogliere ulteriori dati di efficacia e sicurezza. Anche in questo caso è stato criticato il fatto che i produttori creino deliberatamente aspettative attraverso tali iniziative e allo stesso tempo preparino l'accesso al mercato, mentre ai pazienti delle regioni meno collegate o con una sicurezza sociale più debole non viene dato accesso.

Un altro problema è il livello rudimentale di armonizzazione internazionale di questi programmi. Mentre Paesi come la Germania, la Francia e il Canada dispongono di norme giuridiche consolidate e di procedure di richiesta chiare, molti altri Paesi - tra cui gran parte dell'Europa orientale, dell'Asia e dell'Africa - non dispongono di strutture corrispondenti. In questi Paesi, le decisioni vengono spesso prese sulla base di domande individuali, il che comporta un alto livello di dipendenza dalle reti personali, dai rapporti informali con le farmacie internazionali o le aziende farmaceutiche e dall'influenza dei singoli medici curanti. Questa incertezza porta a una situazione di fornitura frammentata, in cui l'accesso a farmaci vitali non dipende principalmente dal bisogno medico, ma da contingenze legali, geografiche e sociali.

La situazione diventa particolarmente problematica quando tali programmi non sono organizzati attraverso canali regolamentati, ma da fornitori terzi o su iniziativa del paziente stesso. I pazienti spesso ricorrono alle farmacie online internazionali, , che offrono l'accesso a principi attivi non ancora autorizzati, di solito a prezzi elevati e senza una chiara tracciabilità dell'origine o della qualità dei prodotti. In questi casi, non solo non c'è un controllo medico, ma nemmeno una supervisione da parte dello Stato. Le conseguenze sono rischi difficili da calcolare in termini di sicurezza del prodotto, purezza del principio attivo, conservazione e interazioni con altri farmaci. C'è anche la questione della responsabilità legale in caso di danni, poiché i produttori non si assumono alcuna responsabilità in questi casi, il trattamento avviene al di fuori dei sistemi regolamentati e di solito non sono state fornite informazioni mediche documentate.

Questi sviluppi rendono evidente che, sebbene programmi come i *Named Patient Programmes* o il *Compassionate Use* possano svolgere una funzione salvavita ed eticamente significativa, creano anche nuove disuguaglianze e distorsioni del mercato. L'accesso a tali programmi non è distribuito in modo uniforme, ma dipende fortemente dai quadri normativi nazionali, dallo status assicurativo del paziente, dalla rete di medici curanti con i produttori internazionali e, non da ultimo, dall'interesse pubblico per determinate malattie che attirano l'attenzione dei media. Ad esempio, i bambini affetti da malattie genetiche rare hanno maggiori probabilità di accedere a terapie sperimentali rispetto ai pazienti più anziani affetti da patologie croniche per le quali non è possibile mobilitare la pressione sociale o l'impegno filantropico.

Se i produttori utilizzano tali programmi specificamente per la preparazione strategica del mercato, per generare "dati reali" o per creare la domanda prima dell'approvazione, lo scopo umanitario originario si sovrappone sempre più agli interessi economici. La linea di demarcazione tra aiuto etico e sottile introduzione sul mercato si fa sempre più labile e il sistema rischia di perdere la sua integrità. Sono quindi necessarie norme chiare e coordinate a livello internazionale per garantire sia la protezione dei pazienti sia la trasparenza dei programmi. La registrazione sistematica di tutti i programmi, un registro accessibile al pubblico, criteri vincolanti per l'accesso e un monitoraggio etico indipendente sarebbero passi essenziali per mettere il potenziale di queste iniziative al servizio della salute, senza promuovere nuove strutture di mercato grigio o l'esclusione sociale.

4.6 Bibliografia (Capitolo 4)

Bate, R. (2012). *Phake: il mondo mortale dei farmaci falsificati e di scarsa qualità*. Washington, DC: AEI Press.

Davies, J. C. (2015). Il commercio parallelo e il mercato interno dei prodotti farmaceutici. *European Journal of Risk Regulation*, 6(2), 297-309. https://doi.org/10.1017/S1867299X00004718

Eisenberg, R. S. (2017). Il problema dei nuovi usi. *Yale Journal of Health Policy, Law, and Ethics*, 17(1), 1-31. https://digitalcommons.law.yale.edu/yjhple/vol17/iss1/1

Commissione europea. (2021). *Studio sui sistemi di distribuzione dei medicinali per uso umano*. Bruxelles: DG SANTE. https://health.ec.europa.eu

Fittler, A., Bosze, G. e Botz, L. (2010). Valutazione della qualità delle farmacie su Internet: il caso dei farmaci per la disfunzione erettile. *Journal of Medical Internet Research*, 12(4), e53. https://doi.org/10.2196/jmir.1531

Mackey, T. K., & Nayyar, G. (2016). Medicina digitale, farmacie online e necessità di una riforma normativa. *Nature Reviews Drug Discovery*, 15(10), 625-626. https://doi.org/10.1038/nrd.2016.174

Monti, A. (2019). Uso compassionevole e accesso anticipato ai farmaci nell'UE: la necessità di un approccio armonizzato. *European Pharmaceutical Law Review*, 3(3), 158-169. https://doi.org/10.21552/eplr/2019/3/4

Perehudoff, K., Ball, D., & 't Hoen, E. (2019). L'approvvigionamento di farmaci e l'uso delle flessibilità dell'Accordo sugli aspetti dei diritti di proprietà intellettuale attinenti al commercio (TRIPS). *Bollettino dell'Organizzazione Mondiale della Sanità*, 97(6), 408-417. https://doi.org/10.2471/BLT.18.223495

Organizzazione mondiale della sanità (OMS). (2016). *Accesso ai nuovi farmaci in Europa: revisione tecnica delle iniziative politiche e delle opportunità di collaborazione e ricerca.* Copenaghen: Ufficio regionale dell'OMS per l'Europa. https://www.euro.who.int.

Organizzazione Mondiale della Sanità (OMS). (2020). *Prodotti medicali contraffatti e non conformi alle norme.* Ginevra: OMS. https://www.who.int/news-room/fact-sheets/detail/substandard-and-falsified-medical-products

Capitolo 5: Il mercato farmaceutico illegale - interfacce e demarcazioni

5.1 Contraffazioni e prodotti di qualità inferiore

Le contraffazioni e i prodotti al di sotto degli standard sono la caratteristica più grave e pericolosa del mercato farmaceutico illegale. A differenza del mercato grigio, dove di solito vengono venduti prodotti originali che passano semplicemente attraverso canali di distribuzione non autorizzati o alternativi, i prodotti del mercato illegale sono al di fuori di qualsiasi standard normativo, etico e qualitativo. Si tratta di prodotti completamente contraffatti o di qualità talmente scadente da costituire una minaccia significativa per la salute degli individui e per la stabilità di interi sistemi sanitari. Questi prodotti sono fabbricati e distribuiti sistematicamente, in modo fraudolento e di solito con il coinvolgimento di organizzazioni criminali a livello internazionale specializzate nella contraffazione di farmaci. Non si tratta solo di un reato economico, ma di un reato che trascende la dimensione medica, legale ed etica nella sua portata.

L'Organizzazione Mondiale della Sanità (OMS) distingue due categorie: i *medicinali non conformi* e i *medicinali falsificati*. Sebbene i prodotti substandard provengano ufficialmente da produttori autorizzati, non soddisfano i requisiti normativi di qualità, sicurezza o efficacia. Le ragioni sono molteplici: controlli di qualità inadeguati, impianti di produzione obsoleti, materie prime inadeguate o conservazione non corretta durante il trasporto o la distribuzione, ad esempio a causa di temperature eccessive, umidità o esposizione alla luce. Questi prodotti possono perdere la loro efficacia medica o addirittura avere un effetto dannoso a causa, ad esempio, della disomogeneità del principio attivo nel materiale di supporto o della contaminazione microbiologica.

I prodotti falsificati, invece, sono farmaci deliberatamente manipolati o completamente contraffatti che sembrano preparati autentici ma in realtà non contengono sostanze farmacologiche o ne contengono in misura insufficiente. Vengono commercializzati con marchi contraffatti, con confezioni contraffatte e talvolta anche con numeri di autorizzazione contraffatti. Alcuni non contengono principi attivi, altri contengono sostanze tossiche come mercurio, arsenico, antigelo, veleno per topi o coloranti industriali. In casi particolarmente perfidi, vengono trattate anche miscele di residui autentici di diversi farmaci, che provengono da rifiuti ospedalieri o scarti di produzione.

Gli effetti di questi prodotti sono catastrofici. Oltre ai danni individuali, come reazioni allergiche, danni al fegato e ai reni, morti improvvise o aggravamento di una malattia già esistente, sono soprattutto gli effetti sistemici a rendere il mercato illegale così pericoloso. L'uso di antibiotici sottodosati, ad esempio, porta allo sviluppo accelerato di germi multiresistenti che non possono più essere trattati con gli antibiotici convenzionali. Sviluppi simili si verificano con le terapie antiretrovirali per l'HIV/AIDS, i farmaci per la tubercolosi o le terapie per la malaria, che spesso circolano in forma contraffatta o non standardizzata in alcune zone dell'Africa e del Sud-Est asiatico. Ciò ha come conseguenza che non solo le singole terapie falliscono, ma anche l'efficacia di interi programmi sanitari, ad esempio per contenere l'HIV, sostenere le campagne di vaccinazione o combattere le malattie epidemiche, viene compromessa.

Un esempio è il caso della Nigeria del 2008, in cui oltre 80 bambini sono morti per insufficienza renale acuta dopo aver assunto uno sciroppo di paracetamolo diluito con dietilenglicole (un antigelo tossico). Lo sciroppo era prodotto localmente, ma gli eccipienti utilizzati erano adulterati. Incidenti simili si sono verificati in India, Gambia, Pakistan e Indonesia, dove farmaci contaminati o formulati in modo non corretto - tra cui antibiotici, farmaci per la tosse e antipiretici - hanno danneggiato centinaia di persone. Questi tragici eventi rendono evidente che i farmaci contraffatti non sono un fenomeno marginale, ma un rischio sistemico per la salute.

Il problema è particolarmente pronunciato nei Paesi in via di sviluppo, dove spesso si combinano un debole controllo normativo, una mancanza di infrastrutture per la garanzia della qualità e un accesso limitato ai preparati originali. Secondo l'OMS, in alcune regioni dell'Africa subsahariana la percentuale di farmaci contraffatti o al di sotto degli standard raggiunge il 30%. Anche il Sud-Est asiatico, alcuni Paesi dell'America Latina e parti del Medio Oriente sono fortemente colpiti. I mercati colpiti sono soggetti a strutture commerciali informali, in particolare nelle regioni rurali, dove i farmaci vengono venduti nei mercati settimanali, nelle cliniche di quartiere o tramite commercianti mobili senza licenza.

Ma anche Paesi altamente sviluppati come Germania, Francia, Canada e Stati Uniti non sono affatto immuni da questo problema. I farmaci contraffatti vengono solitamente distribuiti attraverso farmacie online illegali, il cosiddetto commercio darknet o le rotte del contrabbando organizzato. Le autorità doganali tedesche confiscano regolarmente pacchi contenenti farmaci contraffatti provenienti dall'India, dalla Cina o dall'Europa dell'Est, che vengono spediti sotto la veste di innocui integratori alimentari o cosmetici. Particolarmente colpiti sono i farmaci per il trattamento di malattie croniche - come l'insulina, gli antipertensivi o gli antidepressivi - e i cosiddetti prodotti lifestyle, come stimolanti sessuali, prodotti dimagranti o steroidi anabolizzanti, spesso ordinati dai giovani su Internet.

Il danno collettivo causato da questi prodotti è immenso. Oltre ai rischi per la salute, i ricoveri ospedalieri, il fallimento dei trattamenti, la disabilità e i decessi causano un danno economico considerevole. Inoltre, erodono la fiducia della popolazione nelle istituzioni mediche, nell'affidabilità della fornitura di farmaci e nei programmi di assistenza sanitaria pubblica. In molti Paesi, i pazienti sono sempre più scettici nei confronti di alcuni farmaci o produttori perché sospettano di aver ricevuto prodotti contraffatti, anche se non è così. Questa crisi di fiducia può avere conseguenze di vasta portata, come il rifiuto di vaccinazioni necessarie o di terapie raccomandate dal medico.

La lotta al mercato farmaceutico illegale richiede quindi un approccio multidimensionale: il rafforzamento delle autorità di controllo nazionali, la creazione di reti di cooperazione internazionale per perseguire le strutture del commercio criminale, la promozione di soluzioni tecnologiche come i sistemi di tracciabilità digitale o le confezioni a prova di manomissione, nonché l'educazione mirata dei pazienti e degli operatori sanitari sui rischi e sulle caratteristiche riconoscibili dei farmaci contraffatti. Solo una strategia coerente e coordinata a livello globale può riuscire a proteggere la salute di milioni di persone dalle gravi conseguenze dei farmaci contraffatti e di qualità inferiore.

5.2 Criminalità organizzata e contrabbando di droga

Negli ultimi anni, il commercio illegale di prodotti farmaceutici si è trasformato in una delle aree più redditizie della criminalità organizzata transnazionale, non solo in termini finanziari, ma anche per l'importanza strategica che questo settore della criminalità ha assunto nel mercato ombra globale. A differenza del commercio di stupefacenti, armi o esseri umani, il commercio illegale di farmaci è caratterizzato da un rapporto particolarmente vantaggioso tra rischio e margine di profitto. Il trattamento sociale e giuridico di questo fenomeno è spesso meno determinante, in quanto le sostanze scambiate non sono di per sé illegali, ma sono spesso preparati regolarmente autorizzati che vengono semplicemente fatti circolare in modo non autorizzato o in forma manipolata. Questa relativa "rispettabilità" del medicinale non solo rende più difficile la sensibilizzazione dell'opinione pubblica, ma anche la classificazione di questi reati nel diritto penale e il loro perseguimento coerente.

Una caratteristica fondamentale di questo mercato è la sua somiglianza strutturale con le normali catene di approvvigionamento globali. La criminalità organizzata si è da tempo adattata alla loro logica e opera lungo i processi internazionali di produzione, confezionamento, trasporto e distribuzione. Nei Paesi con bassi costi di produzione, deboli controlli normativi e forti infrastrutture industriali - in particolare in alcune zone dell'India, della Cina, del Vietnam, della Nigeria e del Pakistan - esistono impianti di produzione in cui vengono fabbricati farmaci contraffatti o di scarsa qualità. I prodotti vengono fabbricati qui, spesso in condizioni igieniche discutibili, con principi attivi diluiti o tossici e confezionati in blister, fiale o ampolle contraffatte. Le capacità produttive di queste reti criminali sono talvolta così sviluppate che i lotti possono essere prodotti su scala industriale, compresa la documentazione di accompagnamento, la falsificazione dei certificati di origine e la simulazione di caratteristiche di sicurezza come codici a barre, fogli di sicurezza o ologrammi.

Questi prodotti vengono trasportati attraverso rotte di transito molto complesse, progettate appositamente per eludere o confondere i sistemi di controllo normativo. I farmaci contraffatti sono spesso dichiarati come merci innocue - ad esempio come integratori alimentari, prodotti cosmetici o campioni per studi clinici - e trasportati attraverso catene logistiche che attraversano diversi Paesi. In alcuni casi, vengono utilizzati anche canali diplomatici o zone di libero scambio per proteggere le merci dai controlli doganali. Nei cosiddetti magazzini intermedi, ad esempio nei Paesi dell'Europa dell'Est, negli Emirati Arabi Uniti o in alcuni Stati caraibici, i prodotti vengono riconfezionati, etichettati con nuove etichette e trasferiti in nuovi lotti per mascherarne l'origine e renderne impossibile la tracciabilità. Questa pratica rende difficile anche per le autorità specializzate distinguere il traffico di droga legale da quello illegale, poiché le caratteristiche esterne della merce spesso sembrano autentiche.

Un'area particolarmente problematica di questo settore criminale è la reimportazione di medicinali scaduti o scartati. In alcuni casi, i farmaci che provengono da programmi governativi - come le forniture di aiuti o le eccedenze ospedaliere - e che dovrebbero essere smaltiti ufficialmente, vengono rimpatriati illegalmente, rietichettati e rivenduti sui mercati informali. Questo accade, ad esempio, nei Paesi in cui grandi quantità di materiale clinico vengono acquistate a basso costo, ma lo stoccaggio è inadeguato.

Anche i cosiddetti "mercati di ricarica" sono un problema crescente. In questo caso, le confezioni originali - ad esempio fiale vuote di farmaci antitumorali o biologici - vengono riempite con sostanze inferiori o completamente diverse, sigillate e vendute come prodotti nuovi e intatti. Questa pratica è particolarmente pericolosa perché può avere gravi conseguenze per le applicazioni endovenose o per i farmaci altamente sensibili, tra cui decessi dovuti a dosaggi errati, reazioni tossiche o mancata efficacia.

Negli ultimi anni la professionalità tecnica dei gruppi di criminali è aumentata notevolmente. Con l'aiuto della stampa 3D, della tecnologia di confezionamento avanzata e dell'infrastruttura digitale, è possibile produrre contraffazioni virtualmente indistinguibili dall'originale. L'etichettatura ad alta risoluzione, la precisa goffratura dei blister, i falsi codici QR e persino i "certificati digitali di autenticità" che rimandano a siti web manipolati fanno ormai parte del repertorio standard. Anche i sistemi di controllo dei produttori, come i codici a barre seriali per la tracciabilità, vengono aggirati copiando sistematicamente i dati o replicando i numeri di serie autentici. In un'indagine doganale francese, ad esempio, sono stati sequestrati farmaci per l'epatite C contraffatti, la cui confezione era identica al preparato originale e le cui caratteristiche di sicurezza contraffatte non sono state riconosciute come tali nemmeno dal personale della farmacia. In un caso analogo in Italia, durante un'importante retata sono state sequestrate oltre 40.000 confezioni di un presunto antibiotico, il cui principio attivo si è rivelato essere farina innocua - il lotto era destinato agli ospedali di diversi Paesi dell'UE.

La contraffazione è particolarmente sensibile nel caso di farmaci con un range terapeutico ristretto, ovvero farmaci in cui anche piccole deviazioni nel dosaggio o nella composizione possono portare a effetti collaterali significativi o al fallimento del trattamento. Tra questi vi sono i preparati a base di insulina, gli anticoagulanti, gli agenti chemioterapici o gli immunosoppressori.

Questi farmaci vengono spesso somministrati per via endovenosa o sono preparati in forme galeniche complesse, il che rende l'adulterazione non solo pericolosa ma anche difficile da individuare.

Il perseguimento di tali reati è ancora inadeguato nonostante la loro gravità. Una delle ragioni principali è il gran numero di aree grigie legali, la mancanza di armonizzazione internazionale delle leggi farmaceutiche e le limitate risorse umane e tecniche di molte autorità preposte all'applicazione della legge. Mentre il traffico di stupefacenti è soggetto a pene draconiane in quasi tutti i Paesi, spesso mancano reati chiari e pene graduali nel settore del diritto penale farmaceutico. Inoltre, l'applicazione della legge è particolarmente difficile, poiché gli autori dei reati spesso operano in Paesi che non hanno un trattato di estradizione con i Paesi occidentali o sono essi stessi impregnati di strutture corrotte.

Il commercio illegale di farmaci non è quindi solo una minaccia per i singoli pazienti, ma rappresenta anche una sfida globale alla sicurezza dei sistemi sanitari pubblici, all'affidabilità delle istituzioni mediche e all'integrità delle catene di approvvigionamento internazionali. Per combatterlo efficacemente, è necessaria una nuova alleanza strategica tra le autorità doganali, l'Interpol, l'industria farmaceutica, le autorità di regolamentazione internazionali e le organizzazioni della società civile, con l'obiettivo di affrontare in modo sostenibile non solo i sintomi, ma anche le cause strutturali di questo mercato criminale e globalizzato.

5.3 Rischi per la salute pubblica

I rischi per la salute posti dai farmaci illegali sono notevoli. Essi vanno dalla completa inefficacia all'avvelenamento acuto, alle reazioni allergiche, all'insufficienza d'organo o persino alla morte. In molti casi, le cause delle complicazioni mediche rimangono poco chiare, poiché i pazienti stessi non sanno di aver assunto prodotti contraffatti o i medici non sono in grado di fare una diagnosi chiara a causa della mancanza di tracciabilità.

Il rischio per la salute è particolarmente elevato in relazione al trattamento di malattie croniche o pericolose per la vita, dove l'assorbimento affidabile dei farmaci è fondamentale. In oncologia, nelle malattie cardiovascolari, nella terapia dell'HIV o nella medicina intensiva, un farmaco sbagliato può causare danni irreversibili o la morte. Anche i bambini, le donne in gravidanza e gli anziani sono particolarmente vulnerabili alle deviazioni dei farmaci non riconosciute.

Tuttavia, la minaccia per la salute pubblica va oltre i destini individuali. La distribuzione incontrollata di principi attivi in dosi sbagliate o di scarsa qualità porta alla promozione di germi resistenti - in particolare nel caso degli antibiotici - nonché a risultati distorti negli studi farmacoepidemiologici, alla cattiva gestione dei programmi di cura e all'onere per gli interi sistemi sanitari a causa dell'aumento dei costi di follow-up.

Inoltre, i farmaci illegali hanno anche un impatto sulla fiducia psicologica e sociale nel sistema sanitario. Se i pazienti non possono più essere sicuri che un farmaco sia autentico, il sistema nel suo complesso viene messo in discussione. La disponibilità a seguire coerentemente le cure diminuisce. Anche l'accettazione dei programmi sanitari pubblici - come le campagne di vaccinazione o le iniziative di prevenzione - soffre all'ombra della sfiducia sistemica.

5.4 Distinzione tra zona grigia e pratiche palesemente illegali

In pratica, la distinzione tra mercato farmaceutico grigio e illegale è molto complessa e spesso ambigua. Mentre il mercato grigio si basa su zone d'ombra normative, incentivi economici e scappatoie legali, il mercato illegale supera sistematicamente e deliberatamente i confini di ciò che è legalmente consentito. Tuttavia, esistono transizioni fluide tra le due aree, che non solo sono difficili da classificare legalmente, ma sono anche difficili da valutare in termini di rilevanza medica, logistica e di politica sanitaria.

È proprio questo confondersi di confini a rendere la questione particolarmente controversa e a rappresentare una sfida considerevole sia per le autorità di controllo statali sia per l'industria farmaceutica.

I prodotti tipici del mercato grigio - come le preparazioni originali ottenute tramite importazione parallela - sono inizialmente considerati legalmente consentiti, a condizione che siano commercializzati all'interno dello Spazio Economico Europeo in conformità con i principi del diritto europeo, come la libera circolazione delle merci, e che soddisfino determinati requisiti di qualità. Tuttavia, anche all'interno di questo quadro, possono verificarsi deviazioni che, pur non essendo di per sé illegali, qualificano comunque un prodotto come rischioso. Ad esempio, le condizioni di conservazione e trasporto dei farmaci commercializzati in parallelo su possono essere non sufficientemente documentate, la catena del freddo può essere stata interrotta, oppure l'adattamento dell'imballaggio specifico per il Paese (compresi foglietto illustrativo, etichettatura del lotto e lingua) può essere errato o incompleto. In questi casi, non è in discussione l'identità del principio attivo, ma l'integrità dell'intero processo di distribuzione - un aspetto cruciale per molti farmaci altamente sensibili, soprattutto per i biologici, i vaccini, le preparazioni di insulina o i principi attivi citostatici.

Un prodotto è generalmente classificato come illegale se vengono violate le principali norme regolamentari. Queste includono, in particolare, la mancanza di un'autorizzazione nazionale all'immissione in commercio, l'elusione dei controlli sulle importazioni, la rivendicazione inammissibile di indicazioni non approvate, l'inosservanza dei requisiti di sicurezza farmacologica o l'occultamento deliberato dell'origine reale. Nella pratica, tuttavia, questi reati non si presentano sempre in forma chiara. Piuttosto, sono spesso inseriti in catene di fornitura complesse in cui coesistono componenti regolari e non autorizzate. Le costellazioni in cui un prodotto proviene da un sito di produzione legittimo ma ha raggiunto il mercato di destinazione attraverso percorsi non trasparenti o non documentati sono particolarmente insidiose. La composizione chimica di un preparato di questo tipo può essere identica a quella del prodotto ufficiale, ma perde il suo status legale e normativo se, ad esempio, non è disponibile un'adeguata licenza di importazione, se le condizioni di trasporto e di stoccaggio non sono tracciabili o se non sono stati rispettati gli obblighi nazionali di etichettatura.

Questi casi si verificano in particolare nei mercati con una vigilanza statale frammentata, una mancanza di trasparenza istituzionale e un'elevata pressione economica. I Paesi con livelli di prezzo fortemente divergenti, pratiche di autorizzazione incoerenti o una debole vigilanza farmaceutica offrono un ambiente particolarmente fertile per il confondersi di strutture legali e illegali. Un esempio è la reimportazione mirata di farmaci da Paesi terzi che sono stati prodotti come preparazioni originali, ma non sono mai stati destinati all'uso nel mercato di destinazione. Tali farmaci spesso non soddisfano i requisiti di qualità specifici del mercato di destinazione, ad esempio in termini di eccipienti, lotti di produzione, confezionamento o stato di autorizzazione, e sono quindi considerati importati illegalmente nonostante la loro identità farmacologica.

Un altro grave rischio è rappresentato dalla deliberata miscelazione di prodotti legali e illegali da parte di attori criminali. Alcuni commercianti utilizzano deliberatamente i cosiddetti "lotti ibridi", in cui le preparazioni originali sono mescolate con medicinali contraffatti o diluiti. Questa strategia serve a eludere i controlli, a rendere più difficile la tracciabilità e a creare una copertura legale per le attività illegali. Allo stesso tempo, alcuni fornitori sfruttano deliberatamente le asimmetrie normative, come i diversi requisiti di autorizzazione nei Paesi di origine e di destinazione, i regolamenti divergenti sulla distribuzione all'ingrosso, i regolamenti di importazione specifici per ogni Paese o le esenzioni per il proprio uso. Ad esempio, un farmaco che può essere importato legalmente per uso personale nel Paese A può essere già illegale quando viene ceduto a terzi o rivenduto nel Paese B - una costellazione che si verifica regolarmente nella pratica, ma che è difficile da registrare sistematicamente.

Queste incertezze strutturali rendono evidente che la valutazione di questi prodotti e dei canali di distribuzione non può basarsi esclusivamente su categorie legali. È necessaria un'analisi interdisciplinare che includa aspetti farmacologici, logistici, economici ed etici. Da un punto di vista formale, si può ritenere che un farmaco abbia attraversato una frontiera - ad esempio a causa di un'etichettatura incompleta o della mancanza di documentazione per il trasporto - ma che non rappresenti un rischio immediato per il paziente in questione. Al contrario, un preparato apparentemente legale - come un prodotto originale importato con un'autorizzazione all'immissione in commercio valida - può rappresentare un rischio considerevole per la sicurezza del paziente a causa di una conservazione inadeguata, di una confezione manipolata o di una distribuzione non autorizzata.

La semplice identificazione di una violazione normativa non è quindi sufficiente per valutare l'effettivo potenziale di rischio o la necessità di intervenire. Né la legalità formale di un canale di distribuzione garantisce automaticamente la sicurezza terapeutica o la qualità delle cure. Piuttosto, la valutazione di questi casi limite deve essere inserita in un sistema di monitoraggio basato sul rischio, di tracciamento trasparente e di comunicazione proattiva tra autorità, produttori, operatori sanitari e pazienti. Questo è l'unico modo per evitare che le aree grigie diventino una porta d'accesso per le strutture criminali o per impedire che strutture apparentemente legali creino rischi che rimangono nascosti sotto le soglie formali dell'illegalità. In un'industria farmaceutica globalizzata, la capacità di effettuare una valutazione differenziata di tali aree intermedie è fondamentale per l'integrità e la resilienza dell'intero sistema sanitario.

5.5 Azione penale e cooperazione internazionale

In pratica, la distinzione tra mercato farmaceutico grigio e illegale è molto complessa e spesso ambigua. Mentre il mercato grigio si basa su zone d'ombra normative, incentivi economici e scappatoie legali, il mercato illegale supera sistematicamente e deliberatamente i confini di ciò che è legalmente consentito. Tuttavia, esistono transizioni fluide tra le due aree, che non solo sono difficili da classificare legalmente, ma sono anche difficili da valutare in termini di rilevanza medica, logistica e di politica sanitaria. È proprio questo confondersi di confini a rendere la questione particolarmente controversa e a rappresentare una sfida considerevole sia per le autorità di controllo statali sia per l'industria farmaceutica.

I prodotti tipici del mercato grigio - come le preparazioni originali ottenute tramite importazione parallela - sono inizialmente considerati legalmente consentiti, a condizione che siano commercializzati all'interno dello Spazio Economico Europeo in conformità con i principi del diritto europeo, come la libera circolazione delle merci, e che soddisfino determinati requisiti di qualità. Tuttavia, anche all'interno di questo quadro, possono verificarsi deviazioni che, pur non essendo di per sé illegali, qualificano comunque un prodotto come rischioso. Ad esempio, le condizioni di conservazione e trasporto dei farmaci commerciati in parallelo possono essere insufficientemente documentate, la catena del freddo può essere stata interrotta, oppure l'adattamento dell'imballaggio specifico per il Paese (compresi foglietto illustrativo, etichettatura del lotto e lingua) può essere errato o incompleto. In questi casi, non è in discussione l'identità del principio attivo, ma l'integrità dell'intero processo di distribuzione - un aspetto cruciale per molti farmaci altamente sensibili, soprattutto per i biologici, i vaccini, le preparazioni di insulina o i principi attivi citostatici.

Un prodotto è generalmente classificato come illegale se vengono violate le principali norme regolamentari. Queste includono, in particolare, la mancanza di un'autorizzazione nazionale all'immissione in commercio, l'elusione dei controlli sulle importazioni, la rivendicazione inammissibile di indicazioni non approvate, l'inosservanza dei requisiti di sicurezza farmacologica o l'occultamento deliberato dell'origine reale. Nella pratica, tuttavia, questi reati non si presentano sempre in forma chiara. Piuttosto, sono spesso inseriti in catene di fornitura complesse in cui coesistono componenti regolari e non autorizzate. Le costellazioni in cui un prodotto proviene da un sito di produzione legittimo ma ha raggiunto il mercato di destinazione attraverso percorsi non trasparenti o non documentati sono particolarmente insidiose. La composizione chimica di un preparato di questo tipo può essere identica a quella del prodotto ufficiale, ma perde il suo status legale e normativo se, ad esempio, non è disponibile un'adeguata licenza di importazione, se le condizioni di trasporto e di stoccaggio non sono tracciabili o se non sono stati rispettati gli obblighi nazionali di etichettatura.

Questi casi si verificano in particolare nei mercati con una vigilanza statale frammentata, una mancanza di trasparenza istituzionale e un'elevata pressione economica. I Paesi con livelli di prezzo fortemente divergenti, pratiche di autorizzazione incoerenti o una debole vigilanza farmaceutica offrono un ambiente particolarmente fertile per il confondersi di strutture legali e illegali. Un esempio è la reimportazione mirata di farmaci da Paesi terzi che sono stati prodotti come preparazioni originali ma che non sono mai stati destinati all'uso nel mercato di destinazione. Tali farmaci spesso non soddisfano i requisiti di qualità specifici del mercato di destinazione, ad esempio per quanto riguarda gli eccipienti, i lotti di produzione, l'imballaggio o lo stato di autorizzazione, e sono quindi considerati importati illegalmente nonostante la loro identità farmacologica.

Un altro grave rischio è rappresentato dalla deliberata miscelazione di prodotti legali e illegali da parte di attori criminali. Alcuni commercianti utilizzano deliberatamente i cosiddetti "lotti ibridi", in cui le preparazioni originali sono mescolate con medicinali contraffatti o diluiti. Questa strategia serve a eludere i controlli, a rendere più difficile la tracciabilità e a creare una copertura legale per le attività illegali. Allo stesso tempo, alcuni fornitori sfruttano deliberatamente le asimmetrie normative, come i diversi requisiti di autorizzazione nei Paesi di origine e di destinazione, i regolamenti divergenti sulla distribuzione all'ingrosso, i regolamenti di importazione specifici per ogni Paese o le esenzioni per il proprio uso. Ad esempio, un farmaco che può essere importato legalmente per uso personale nel Paese A può essere già illegale quando viene ceduto a terzi o rivenduto nel Paese B - una costellazione che si verifica regolarmente nella pratica, ma che è difficile da registrare sistematicamente.

Queste incertezze strutturali rendono evidente che la valutazione di questi prodotti e dei canali di distribuzione non può basarsi esclusivamente su categorie legali. È necessaria un'analisi interdisciplinare che comprenda aspetti farmacologici, logistici, economici ed etici. Da un punto di vista formale, un farmaco può rappresentare un passaggio di frontiera - ad esempio, a causa di un'etichettatura incompleta o della mancanza di documentazione per il trasporto - ma non rappresentare un pericolo immediato per il paziente specifico. Al contrario, un preparato apparentemente legale - come un prodotto originale importato con un'autorizzazione all'immissione in commercio valida - può rappresentare un rischio considerevole per la sicurezza del paziente a causa di una conservazione inadeguata, di una confezione manipolata o di una distribuzione non autorizzata.

La semplice identificazione di una violazione normativa non è quindi sufficiente per valutare l'effettivo potenziale di rischio o la necessità di intervenire. Né la legalità formale di un canale di distribuzione garantisce automaticamente la sicurezza terapeutica o la qualità delle cure. Piuttosto, la valutazione di questi casi limite deve essere inserita in un sistema di monitoraggio basato sul rischio, di tracciamento trasparente e di comunicazione proattiva tra autorità, produttori, operatori sanitari e pazienti. Questo è l'unico modo per evitare che le aree grigie diventino una porta d'accesso per le strutture criminali o per impedire che strutture apparentemente legali creino rischi che rimangono nascosti sotto le soglie formali dell'illegalità. In un'industria farmaceutica globalizzata, la capacità di effettuare una valutazione differenziata di tali aree intermedie è fondamentale per l'integrità e la resilienza dell'intero sistema sanitario.

5.6 Bibliografia (Capitolo 5)

Attaran, A. (2015). Fermare l'omicidio per via medica: introduzione del modello di legge sul crimine in medicina. *The American Journal of Law & Medicine*, 41(2-3), 342-394. https://doi.org/10.1177/0098858815591511

Agenzia europea per i medicinali (EMA). (2021). *Operazione Pangea XIV - Giro di vite internazionale sulla vendita online di farmaci falsi*. https://www.ema.europa.eu

Legge sulla protezione dalla contraffazione (FälschG). (2013). Legge sulla lotta alla contraffazione dei medicinali del 26 giugno 2013, *Gazzetta ufficiale federale, parte I*, n. 32.

INTERPOL. (2020). *Operazione Pangea XIII: un giro di vite globale vede il sequestro di 4,4 milioni di farmaci illeciti*. https://www.interpol.int

Istituto di Medicina. (2013). *Contrastare il problema dei farmaci falsificati e al di sotto degli standard*. Washington, DC: The National Academies Press. https://doi.org/10.17226/18272.

Mackey, T. K., & Nayyar, G. (2016). Una revisione delle tecnologie digitali esistenti ed emergenti per combattere il commercio globale di farmaci falsi. *Expert Opinion on Drug Safety*, 15(5), 681-694. https://doi.org/10.1517/14740338.2016.1165669

Newton, P. N., Bond, K. C., & Green, M. D. (2020). Accesso globale a prodotti medici di qualità garantita: le prove e il quadro d'azione. *PLoS Medicine*, 17(5), e1003087. https://doi.org/10.1371/journal.pmed.1003087

OCSE e Ufficio dell'Unione europea per la proprietà intellettuale (EUIPO). (2020). *Commercio di prodotti farmaceutici contraffatti*. Parigi: OECD Publishing. https://doi.org/10.1787/adbeb8f3-en

Organizzazione mondiale della sanità (OMS). (2017). *Sistema globale di sorveglianza e monitoraggio dell'OMS per i prodotti medici non conformi e falsificati*. Ginevra: OMS. https://www.who.int/publications/i/item/9789241513439

Organizzazione mondiale delle dogane (OMD). (2021). *Rapporto sul commercio illecito 2020 - Capitolo prodotti medici*. Bruxelles: OMD. https://www.wcoomd.org

Organizzazione Mondiale della Sanità (OMS). (2020). *Brief tecnico: Affrontare le minacce derivanti da prodotti medici non conformi e falsificati durante la COVID-19*. Ginevra: OMS. https://www.who.int/publications/i/item/9789240004105

Capitolo 6: Impatto economico del mercato grigio

6.1 Effetti sulle aziende farmaceutiche e sulla protezione dei brevetti

Le aziende farmaceutiche si trovano in un'area di tensione strutturale tra l'aspettativa sociale di una fornitura di farmaci accessibile e completa e l'obiettivo economicamente necessario di generare profitti per finanziare la ricerca, lo sviluppo e i portafogli di prodotti innovativi. Questa tensione è particolarmente importante nel contesto degli sviluppi di farmaci altamente innovativi - come i biofarmaci, la medicina personalizzata o i farmaci orfani - poiché gli enormi investimenti sono associati a un elevato rischio imprenditoriale. Questi investimenti sono tipicamente rifiniti attraverso una protezione temporanea del mercato tramite brevetti e diritti di esclusiva regolatoria. Il mercato farmaceutico grigio interviene in questo fragile equilibrio come elemento destabilizzante che interviene profondamente nell'architettura economica dei modelli di business farmaceutici e spesso si rivela un fattore di disturbo sistemico.

Un meccanismo centrale attraverso il quale il mercato grigio dispiega i suoi effetti è il trading parallelo. Questo si basa sull'arbitraggio economico tra mercati nazionali con livelli di prezzo diversi. I farmaci venduti a prezzi relativamente bassi in Paesi con una forte regolamentazione statale dei prezzi o con un potere d'acquisto inferiore possono essere acquistati da intermediari e rivenduti in mercati ad alto prezzo - come Germania, Austria, Paesi Bassi o Paesi scandinavi - con un notevole margine di profitto. Per i produttori farmaceutici, questo non significa solo una perdita di vendite dirette nei mercati di destinazione interessati, ma anche una graduale erosione della struttura dei prezzi internazionali, accuratamente bilanciata. La logica originaria dei prezzi regionali, orientata alla solvibilità locale, ai requisiti normativi e alle strategie di accesso al mercato, viene compromessa da queste riesportazioni.

Questi effetti sono particolarmente gravi nei primi anni dopo il lancio sul mercato di un farmaco innovativo, quando l'esclusività di mercato attraverso la protezione brevettuale rappresenta la leva centrale per il recupero dei costi di investimento. Il mercato grigio indebolisce il potere di determinazione dei prezzi in mercati strategicamente importanti, perché gli intermediari offrono varianti importate più economiche che minano l'ancoraggio dei prezzi del produttore originale. Di conseguenza, le aziende sono costrette ad adeguare i prezzi o a contrastare con modelli di sconto, che a loro volta possono avere un effetto a catena su altri mercati. Ciò riguarda in particolare i Paesi con sistemi di riferimento dei prezzi in cui i prezzi dei farmaci sono fissati sulla base dei prezzi comparativi internazionali. Una riduzione dei prezzi in un mercato dovuta alla pressione del commercio parallelo può quindi portare a una riduzione automatica in molti altri Paesi, un fenomeno che ha gravi conseguenze non solo economiche ma anche strategiche.

In casi particolarmente drastici, i produttori possono interrompere del tutto la vendita di alcuni farmaci nei Paesi a basso prezzo per impedire la riesportazione in mercati più redditizi. Ciò avviene, ad esempio, attraverso carenze selettive, il delisting dalla gamma di prodotti o la creazione di linee di prodotti separate per determinati mercati. Tuttavia, queste misure spesso provocano un crollo o una notevole difficoltà nell'approvvigionamento locale di farmaci nei Paesi colpiti - una situazione già documentata più volte, in particolare nei Paesi dell'Europa orientale, in Portogallo e in Grecia. L'insicurezza delle forniture che ne deriva non solo contraddice l'obiettivo della sicurezza sanitaria globale, ma provoca anche tensioni politiche, reazioni normative e danni di reputazione per i produttori interessati.

Un altro aspetto del problema è la perdita di controllo sulla presentazione del prodotto e sull'identità del marchio. I prodotti del mercato grigio sono spesso riconfezionati, rietichettati o adattati linguisticamente dagli intermediari per soddisfare i requisiti del mercato di destinazione. Questo può portare a errori, fraintendimenti o etichettature non standard, con conseguenti errori di medicazione, incertezze nell'uso o inosservanza delle istruzioni di conservazione. Questo è particolarmente complicato per i farmaci con una manipolazione complessa, condizioni di conservazione speciali o strutture di principi attivi sensibili. Un'etichettatura errata o incoerente può causare incidenti gravi e sollevare problemi di responsabilità, soprattutto se il produttore originale non ha più il controllo sui lotti forniti. Inoltre, l'identità aziendale del produttore viene compromessa: Il design della confezione, i loghi, le caratteristiche di sicurezza o i riferimenti alle informazioni del produttore vengono alterati o rimossi dall'intervento di terzi, il che compromette il riconoscimento da parte del paziente e può indebolire la fiducia nel marchio a lungo termine, soprattutto nei mercati in cui la fedeltà del paziente è strettamente legata all'identità visiva e comunicativa di un prodotto.

Per reagire agli effetti del mercato grigio, le aziende farmaceutiche sono costrette ad adattare la loro politica di distribuzione. Ciò avviene, ad esempio, introducendo barriere di fornitura legate alla quantità, rifornendo selettivamente alcuni grossisti, limitando i diritti di esportazione o utilizzando sistemi di controllo tecnico per tracciare i lotti e le vie di approvvigionamento. In mercati particolarmente competitivi, le aziende ricorrono a mezzi legali e intraprendono azioni giudiziarie contro i grossisti che sospettano di violare gli accordi contrattuali o le restrizioni nazionali all'esportazione. Tuttavia, queste strategie sono associate a costi considerevoli - sia amministrativi che legali - e spesso sollevano nuove questioni legali, ad esempio per quanto riguarda il diritto della concorrenza o i regolamenti europei sulla libera circolazione delle merci. La distinzione tra controllo legittimo della distribuzione e preclusione non autorizzata del mercato è delicata dal punto di vista legale e politico e può portare a lunghi procedimenti dall'esito incerto.

Gli oneri economici derivanti dal mercato grigio, quindi, non sono affatto astratti o a lungo termine per le aziende farmaceutiche. Sono immediati, concreti e in molti casi strutturalmente significativi. Vanno dalle perdite di vendite dirette e dall'erosione dell'architettura dei prezzi alle distorsioni strategiche nel posizionamento dei prodotti sul mercato globale . Esse comportano anche il rischio di minare la legittimità sociale del modello commerciale farmaceutico: Se si radica nell'opinione pubblica la convinzione che i farmaci siano più economici all'estero e più facilmente accessibili attraverso gli intermediari rispetto ai canali di fornitura regolari, la fiducia nei prezzi, nella garanzia di qualità e nell'integrità etica dell'industria nel suo complesso ne risente. Il mercato grigio, quindi, non agisce solo come fattore di disturbo economico, ma anche come indicatore e catalizzatore di profonde tensioni tra gli interessi della salute pubblica e le logiche di innovazione del settore privato - tensioni che devono essere continuamente riequilibrate in un mondo farmaceutico sempre più globalizzato e digitalizzato.

6.2 Influenza su prezzi, stabilità di mercato e disponibilità

In quasi tutti i Paesi del mondo, la determinazione dei prezzi sui mercati farmaceutici è un processo estremamente complesso e dinamico che nasce dall'interazione di una serie di fattori istituzionali, politici ed economici. Al centro di questo processo vi è una relazione finemente equilibrata tra gli enti regolatori statali, i pagatori, come le assicurazioni sanitarie o i sistemi di sicurezza sociale, i produttori farmaceutici e, in alcuni sistemi, le strutture di distribuzione basate sulle farmacie. L'obiettivo di questi accordi è quello di armonizzare i principi fondamentali dell'accesso, dell'economicità, della sicurezza dell'approvvigionamento e dell'innovazione. Il mercato grigio interviene profondamente in questo complesso equilibrio e agisce come un impulso esterno dirompente che mina i meccanismi esistenti di determinazione dei prezzi e di controllo del mercato senza essere vincolato dalle loro regole o responsabilità.

L'elemento centrale di questo sconvolgimento è l'erosione dei modelli nazionali di determinazione dei prezzi. In molti Paesi, i prezzi dei farmaci non sono determinati da un meccanismo di libero mercato, ma dalla negoziazione o dalla regolamentazione governativa. Questi modelli di prezzo sono spesso il risultato di intensi processi di bilanciamento tra gli interessi economici dei produttori, gli obiettivi politici di contenimento dei costi e la necessità medica. Il mercato grigio, in particolare sotto forma di importazioni parallele, rompe questa logica nazionale importando medicinali - per lo più prodotti originatori - da Paesi con bassi livelli di prezzo in Paesi con prezzi elevati, senza che il regolatore nazionale dei prezzi possa influenzarli. Ciò neutralizza in larga misura l'effetto regolatorio della fissazione dei prezzi, ad esempio per promuovere l'accesso, salvaguardare l'offerta o controllare i livelli di rimborso.

Nei sistemi sanitari liberamente organizzati, in cui il prezzo può essere liberamente fissato dal produttore, il mercato grigio porta a un altro fenomeno: il calo improvviso e incontrollabile dei prezzi. Non appena gli importatori ottengono gli stessi prodotti a prezzi più bassi dall'estero e li importano nel mercato nazionale, i prodotti originariamente commercializzati subiscono una notevole pressione competitiva. I produttori sono costretti a reagire con riduzioni di prezzo per rimanere commercializzabili, il che a sua volta destabilizza l'intera architettura dei prezzi e compromette le decisioni di investimento. In casi estremi, le aziende decidono di ritirare il prodotto interessato dal mercato per evitare di trasferire la riduzione di prezzo ad altri mercati strategicamente importanti attraverso la pratica, diffusa a livello internazionale, del price referencing. Tuttavia, il ritiro di un farmaco dal mercato - non per motivi medici, ma economici - rappresenta un onere considerevole per la sicurezza dell'approvvigionamento nazionale.

Nei sistemi altamente regolamentati, come in molti Paesi dell'UE, può verificarsi un effetto paradossale: Sebbene il prezzo fissato dallo Stato rimanga formalmente in vigore, il mercato nazionale è sempre più servito da prodotti paralleli importati che sfuggono al sistema di controllo statale. Il risultato è una strisciante erosione dell'influenza dei regolatori pubblici dei prezzi, che di fatto non determinano più il prezzo a cui un prodotto viene effettivamente venduto. Anche per le aziende farmaceutiche sta emergendo una nuova forma di intrasparenza, poiché la reale penetrazione sul mercato dei loro prodotti avviene sempre più spesso attraverso canali esterni e incontrollabili. Questa erosione del controllo normativo si accompagna a una crescente incertezza per i pazienti, che non riescono più a capire se stanno ricevendo un prodotto da una catena di fornitura regolare, dal commercio parallelo o addirittura da canali di fornitura borderline - con tutti i rischi per la sicurezza applicativa, la responsabilità e l'aderenza alla terapia.

L'impatto del mercato grigio sulla disponibilità fisica dei farmaci è particolarmente grave, soprattutto nei Paesi piccoli o economicamente più deboli. Quando gli intermediari acquistano grandi quantità di farmaci da questi mercati per venderli in mercati di destinazione economicamente più redditizi, si verifica una carenza di offerta nel Paese di origine. Questo fenomeno, che nella letteratura internazionale viene definito "*carenza indotta dalla riesportazione*", colpisce in particolare i Paesi con una bassa capacità di stoccaggio, una posizione politica negoziale debole o un accesso limitato al mercato da fonti di approvvigionamento alternative. Se i prodotti vengono sistematicamente ritirati dal mercato nazionale per ottenere profitti altrove, la sicurezza nazionale dei farmaci è in pericolo immediato. I pazienti che dipendono da farmaci continui, come quelli affetti da malattie croniche, oncologia o disturbi mentali, sono fortemente a rischio in questi scenari.

In risposta a queste dinamiche, molti Paesi stanno ricorrendo a contromisure protezionistiche. Queste includono divieti di esportazione per determinati principi attivi o preparati, restrizioni quantitative per i grossisti, livelli minimi obbligatori di scorte per le farmacie o contratti di fornitura con clausole di esclusiva nazionale. Tuttavia, tali misure sono spesso soggette a contestazioni legali, in quanto possono entrare in conflitto con gli accordi commerciali internazionali, ad esempio nell'ambito dell'OMC o dell'Unione Europea. Inoltre, creano nuove tensioni geopolitiche quando i Paesi esportatori accusano i loro partner di comportarsi in modo sleale attraverso tali regolamenti o di infrangere unilateralmente gli obblighi esistenti. Infine, ma non meno importante, molte di queste misure di protezione sono efficaci solo in misura limitata, poiché i commercianti paralleli si avvalgono di una crescente esperienza e creatività nell'aggirare i meccanismi di protezione nazionali. Ad esempio, le merci vengono dirottate verso Paesi terzi, gli imballaggi vengono rietichettati o le fonti di approvvigionamento vengono mascherate da catene commerciali complesse.

Il risultato di questi sviluppi è una struttura di fornitura globale che sfugge sempre più al controllo politico dei governi e a quello economico delle aziende. Mentre gli Stati nazionali cercano di mantenere le loro politiche di prezzo e di fornitura attraverso regolamenti rigidi, gli attori economicamente motivati aggirano queste strutture con l'aiuto dell'arbitraggio transfrontaliero. Allo stesso tempo, i produttori perdono l'opportunità di controllare i loro prodotti in modo mirato, di stabilizzare i prezzi o di sviluppare strategicamente i mercati. Questa doppia dissoluzione dei confini - sia normativi che economici - rende il mercato grigio un fattore di efficacia sistemica di crescente rilevanza per l'economia farmaceutica globale. Non si tratta solo di un fenomeno logistico del canale di distribuzione, ma di un taglio profondo ai principi di sovranità, prevedibilità e responsabilità su cui si sono basati finora i moderni sistemi sanitari. In un'economia globale sempre più multipolare, il mercato grigio rappresenta quindi una delle maggiori sfide per garantire la fornitura di farmaci a lungo termine, la stabilità del mercato e l'equità sanitaria.

6.3 Distorsione della concorrenza e manipolazione del mercato da parte degli intermediari

Un problema centrale e spesso sottovalutato del mercato grigio nel settore farmaceutico è la sistematica distorsione dei regolari meccanismi concorrenziali. In un sistema sanitario funzionante, le strutture competitive del settore farmaceutico dovrebbero promuovere l'efficienza e l'innovazione da un lato, ma anche soddisfare i requisiti sociali e normativi come la parità di trattamento, la sicurezza, la trasparenza e l'equità delle cure dall'altro.

Il mercato grigio mina questo equilibrio, fornendo notevoli vantaggi economici agli operatori che deliberatamente o opportunisticamente operano al di fuori dei canali di distribuzione regolamentati. Questi operatori di mercato operano in aree grigie dove gli obblighi di legge, i requisiti normativi o gli standard etici non si applicano, non possono essere applicati o vengono attivamente aggirati.

In concreto, ciò significa che gli operatori che utilizzano canali di approvvigionamento informali o solo parzialmente regolamentati ottengono vantaggi sia in termini di prezzo che di tempo rispetto agli operatori di mercato che rispettano le normative nazionali sulla distribuzione, gli obblighi di documentazione, i meccanismi di mantenimento dei prezzi e gli standard di garanzia della qualità. Questo porta a una disparità di trattamento sistemica che mina il principio della concorrenza leale. Sono particolarmente colpite le piccole e medie imprese farmaceutiche che dipendono dal rispetto delle normative nazionali e non hanno la possibilità strutturale di agire in modo indipendente a livello internazionale. Sono contrastate da grandi operatori come catene di farmacie, gruppi ospedalieri o piattaforme online transfrontaliere, che utilizzano specificamente le reti del mercato grigio per ottimizzare le loro condizioni di acquisto.

Questi attori agiscono sempre più strategicamente. Mantengono strette collaborazioni con importatori paralleli, utilizzano relazioni dirette con grossisti stranieri o creano filiali specializzate che si occupano esclusivamente dell'approvvigionamento del mercato grigio. In questo modo si crea un sottile ma potente ecosistema parallelo che non è formalmente illegale, ma che in pratica mina i meccanismi di mercato regolamentati e annulla il principio delle pari opportunità nella concorrenza. I piccoli fornitori interessati spesso non sono in grado di resistere a questa pressione sui prezzi e sui margini, che porta a un processo di esclusione (crowding-out) in cui il comportamento economicamente "corretto" diventa sempre più uno svantaggio.

Per le case farmaceutiche, a sua volta, ciò si traduce in un incentivo opposto: invece di affidarsi a dinamiche competitive aperte, si sentono costrette a controllare e gestire le proprie strategie di distribuzione in modo mirato. Ciò può avvenire attraverso un'offerta selettiva, l'esclusione mirata di alcuni intermediari dall'acquisto di determinati prodotti, l'introduzione di quote o addirittura la creazione di carenze artificiali dell'offerta. Tali misure possono essere efficaci nel breve periodo per impedire le riesportazioni o contrastare l'erosione dei prezzi, ma a lungo termine minano l'integrità strutturale del mercato. Inoltre, sono in contrasto con il diritto della concorrenza applicabile, in particolare nel mercato interno europeo, e provocano conflitti con le autorità, gli operatori di mercato e gli attori della società civile.

Il rischio crescente di manipolazione mirata del mercato da parte degli operatori del mercato grigio è particolarmente preoccupante. Grazie alle loro reti internazionali, alle loro strutture commerciali spesso anonime e alla loro indipendenza dalle catene di approvvigionamento regolamentate, hanno un notevole potere di influenzare strategicamente l'offerta e la domanda. Di conseguenza, sempre più spesso vengono acquistate grandi quantità di prodotti al fine di creare una carenza artificiale nel mercato originario. Questo approccio non solo ha un impatto sui prezzi, ma mette anche direttamente a rischio la sicurezza dell'approvvigionamento nel Paese interessato. Questo comportamento può avere conseguenze drammatiche, in particolare per i farmaci con una bassa durata di conservazione, una situazione di fornitura instabile o un'elevata importanza terapeutica, come i farmaci antitumorali, i vaccini o i biologici specializzati.

Un altro strumento di manipolazione del mercato grigio è il controllo parallelo dei prezzi attraverso piattaforme internazionali. In questo caso, i prezzi dei farmaci vengono monitorati in modo specifico su diversi mercati, confrontati tra loro e adeguati in tempo reale alle fluttuazioni dell'offerta. In questo modo è possibile massimizzare i vantaggi di prezzo, ad esempio vendendo i prodotti che sono stati trattenuti al prezzo più alto nei Paesi in cui la domanda è in aumento. Questa attesa strategica dei picchi di domanda - dovuti a effetti stagionali, a strozzature produttive o a crisi geopolitiche - consente di ottenere margini di gran lunga superiori al normale livello di negoziazione. In questi casi, i pazienti colpiti non si trovano solo di fronte a problemi di approvvigionamento, ma anche a improvvisi salti di prezzo che possono di fatto escluderli dall'accesso alle cure.

Questi comportamenti speculativi sono in palese contraddizione con i principi fondamentali di un'assistenza farmaceutica centrata sul paziente, eticamente responsabile e orientata al benessere pubblico. Ostacolano gli sforzi normativi per stabilire una struttura dei prezzi socialmente giusta e portano all'erosione della fiducia nei sistemi farmaceutici nel loro complesso. Se il comportamento economicamente più redditizio è quello di sfruttare le crisi di approvvigionamento o monetizzare le scappatoie normative, il sistema sanitario perde la sua coerenza morale e funzionale.

In questo contesto, il mercato grigio si sta rivelando non solo un fenomeno logistico o economico, ma un attore sistemicamente efficace che sta cambiando profondamente le regole del gioco nella fornitura di farmaci. Crea squilibri strutturali tra gli attori, provoca reazioni rischiose da parte dell'industria, favorisce strategie di mercato speculative ed espone i pazienti a un sistema di approvvigionamento sempre più confuso e meno controllabile. Una risposta adeguata a questa situazione richiede non solo un affinamento del quadro giuridico, ma anche un maggiore coordinamento internazionale, una più coerente trasparenza del mercato e una nuova concezione della responsabilità farmaceutica nell'ambito del conflitto tra logica di mercato e mandato di salute pubblica.

6.4 Oneri per i sistemi sanitari e le organizzazioni dello Stato sociale

I sistemi sanitari statali e i fornitori di assicurazioni sociali sono colpiti sia direttamente che indirettamente dagli effetti economici del mercato grigio. A livello diretto, si ha inizialmente un effetto di risparmio a breve termine se i farmaci possono essere acquistati a prezzi più bassi attraverso i canali del mercato grigio. Questo è particolarmente importante nei sistemi con normative sui prezzi di riferimento o budget limitati. In molti Paesi, le importazioni parallele sono quindi esplicitamente utilizzate come strumento strategico per ridurre i costi.

Tuttavia, questo risparmio a breve termine è associato a notevoli rischi a lungo termine e a costi di follow-up. In primo luogo, vi sono costi amministrativi aggiuntivi dovuti alla necessità di integrare i prodotti del mercato grigio nelle liste di rimborso, di verificarne la qualità e l'origine e di adattare la documentazione ai sistemi esistenti. Anche la tracciabilità in caso di difetti del prodotto o di segnalazioni di reazioni avverse è limitata, il che richiede a sua volta ulteriori meccanismi di controllo.

Esiste anche il rischio che prodotti difettosi o di qualità inferiore possano causare complicazioni mediche, che a loro volta comportano spese aggiuntive, ad esempio per trattamenti di emergenza, ricoveri ospedalieri o interventi di follow-up. Questo rischio è particolarmente elevato in aree con principi attivi sensibili o gruppi di pazienti particolarmente vulnerabili, come la pediatria, la geriatria o l'oncologia.

Un altro problema risiede nella funzione di controllo compromessa della sicurezza sociale. Se i pazienti si procurano i farmaci all'estero o attraverso canali informali di propria iniziativa - ad esempio per difficoltà economiche, paura dei ticket o disponibilità limitata - il controllo sistemico attraverso le linee guida mediche, le regole di rimborso o gli obiettivi di cura è compromesso. Ciò comporta una disomogeneità terapeutica, una mancanza di integrazione delle informazioni mediche e una perdita di garanzia della qualità.

A lungo termine, ciò potrebbe mettere a repentaglio i principi fondamentali dei sistemi sanitari solidali: Coloro che possono permettersi l'accesso al mercato grigio o che dispongono delle conoscenze e delle reti necessarie ne traggono un vantaggio individuale, a scapito di coloro che dipendono dalle cure regolamentate. Il mercato grigio, quindi, non crea solo oneri finanziari, ma anche tensioni sociali e conflitti di giustizia all'interno del sistema.

6.5 Il paziente come consumatore: razionalità economica e rischio assistenziale

Dal punto di vista del paziente, il mercato grigio appare spesso come un'espressione di autonomia individuale, razionalità economica e responsabilità personale. Soprattutto nei Paesi in cui i ticket sono elevati, la copertura assicurativa è frammentata o l'accesso ad alcuni farmaci è limitato, procurarsi i farmaci attraverso canali informali è una strategia soggettivamente sensata. Prezzi più bassi, disponibilità più rapida, maggiore scelta o accesso a preparati innovativi senza lunghe procedure di autorizzazione sono argomenti importanti.

Tuttavia, questa razionalità individuale è in tensione con la sicurezza collettiva dell'approvvigionamento, il controllo terapeutico e la qualità medica. I pazienti che acquistano farmaci all'estero di propria iniziativa, li ordinano su Internet o li ottengono da terzi, spesso si espongono a rischi considerevoli, non solo per la mancanza di controlli di qualità, ma anche per la mancanza di supervisione medica, per interazioni poco chiare, per dosaggi errati o per preparazioni incompatibili.

Allo stesso tempo, il paziente sta diventando sempre più un "consumatore" - un partecipante al mercato che prende decisioni sulla base del prezzo, della disponibilità e dei rapporti di esperienza, ma senza essere inserito in un sistema di assistenza professionale. Il ruolo del medico come consulente di fiducia, del farmacista come autorità di controllo e dell'ente regolatore come garante della qualità viene così relativizzato.

Questo sviluppo ha implicazioni economiche di vasta portata: Il tradizionale rapporto tra fornitore e utente viene sostituito da un panorama di offerta plurale in cui la responsabilità, il rischio e il processo decisionale non sono più chiaramente assegnati. Il mercato grigio è l'espressione di questo cambiamento e allo stesso tempo il suo catalizzatore.

6.6 Bibliografia (Capitolo 6)

Aronson, J. K., Ferner, R. E., & Hughes, D. A. (2020). L'economia dell'uso di farmaci off-label: il caso di un nuovo modello di determinazione dei prezzi. *British Journal of Clinical Pharmacology*, 86(6), 1038-1043. https://doi.org/10.1111/bcp.14201

Bate, R. e Hess, K. (2010). Valutare la qualità dei farmaci nei Paesi a basso reddito: l'importanza della sorveglianza del mercato. *Serie di documenti di lavoro dell'American Enterprise Institute.* https://www.aei.org

Commissione europea. (2016). *Studio sull'impatto economico del commercio parallelo di prodotti farmaceutici all'interno dell'Unione Europea.* Bruxelles: Direzione generale della Concorrenza. https://ec.europa.eu

Kanavos, P., Costa-Font, J., Merkur, S., & Gemmill, M. (2011). *L'impatto delle politiche di prezzo e rimborso dei farmaci sull'adozione dei generici : Policy brief 7.* Organizzazione Mondiale della Sanità, Osservatorio Europeo sui Sistemi e le Politiche Sanitarie. https://www.euro.who.int

Kyle, M. K. (2011). Commercio parallelo di prodotti farmaceutici: risposte delle imprese e politica della concorrenza. In Sokol, D. D., & Cheng, T. K. (Eds.), *Competition and the State* (pp. 174-196). Stanford University Press.

Lopert, R., & Holloway, K. (2013). L'impatto del benchmarking dei prezzi farmaceutici internazionali sull'accesso ai farmaci. *Bollettino dell'Organizzazione Mondiale della Sanità*, 91(4), 263-269. https://doi.org/10.2471/BLT.12.113985

Mackey, T. K. e Liang, B. A. (2012). Il commercio globale di farmaci contraffatti: sicurezza dei pazienti e rischi per la salute pubblica. *Journal of Pharmaceutical Sciences*, 101(11), 4504-4514. https://doi.org/10.1002/jps.23244

Pecorino, P. (2002). Gli Stati Uniti dovrebbero consentire la reimportazione di farmaci da prescrizione dal Canada? *Journal of*

Health Economics, 21(4), 699-708. https://doi.org/10.1016/S0167-6296(02)00009-3

Vogler, S., Habl, C., & Leopold, C. (2012). *Rapporto sui prezzi e i rimborsi farmaceutici (PPRI) 2012*. Vienna: Gesundheit Österreich GmbH. https://ppri.goeg.at.

Organizzazione mondiale della sanità (OMS). (2018). *Accesso a farmaci e vaccini: prospettiva dei sistemi sanitari*. Ginevra: OMS. https://www.who.int/publications/i/item/9789241515402

Capitolo 7: Prospettive medico-farmaceutiche e di politica sanitaria

7.1 Rischi clinici dei farmaci del mercato grigio

La rilevanza clinica dei medicinali ottenuti al di fuori delle filiere regolamentate non è solo una questione di efficacia, ma soprattutto di sicurezza, tracciabilità e affidabilità terapeutica. Tuttavia, il mercato grigio elude molti di questi requisiti fondamentali.

Sebbene in molti casi i prodotti non siano contraffatti ma effettivamente efficaci, sono stati messi in circolazione in condizioni che non garantiscono una garanzia di qualità standardizzata. Ciò crea una situazione di grande incertezza per gli operatori sanitari.

Uno dei maggiori rischi medici è la potenziale alterazione delle proprietà farmaceutiche dovuta a condizioni di conservazione o trasporto non corrette. Molti prodotti farmaceutici moderni, in particolare i biologici, le preparazioni a base di mRNA, le sospensioni sensibili alla temperatura o i farmaci liposomiali, dipendono fortemente da una catena del freddo continua. Anche piccole deviazioni possono compromettere la stabilità e quindi l'efficacia clinica. Poiché i prodotti acquistati sul mercato grigio viaggiano spesso attraverso percorsi logistici non trasparenti, nella maggior parte dei casi non è possibile monitorare completamente il controllo della temperatura.

Oltre ai rischi fisico-chimici, vi è una grande incertezza per quanto riguarda l'identità e la composizione. Le confezioni dei prodotti stranieri possono differire in termini di design, lingua, dosaggio, eccipienti o forma farmaceutica. Un confronto esatto con le preparazioni nazionali spesso non è possibile senza una competenza farmacologica. Inoltre, non è sempre chiaro se siano contenuti principi attivi identici o se siano state utilizzate varianti regionali con diversa biodisponibilità. Queste incertezze comportano anche un notevole rischio di errori terapeutici, effetti collaterali inattesi o interazioni con altri farmaci.

Un altro problema clinico riguarda la documentazione. Poiché molti di questi farmaci non sono elencati nei registri nazionali dei farmaci, non possono essere registrati correttamente nei sistemi elettronici di medicazione. Questo non solo rende più difficile la sicurezza dei farmaci, ma anche la gestione dei medicinali, ad esempio negli ospedali, nell'assistenza geriatrica o nelle situazioni di emergenza. Ciò è particolarmente critico per i pazienti che ricevono un trattamento polifarmaceutico o per quelli con comunicazione limitata, per i quali è essenziale una documentazione affidabile dei farmaci.

7.2 Sfide per gli operatori sanitari e le strutture di assistenza

I farmaci del mercato grigio rappresentano una sfida multidimensionale per gli operatori sanitari. I medici si trovano sempre più spesso di fronte a pazienti che si procurano i farmaci di propria iniziativa, ad esempio all'estero o tramite piattaforme online. La decisione di se tali prodotti debbano essere integrati in una terapia esistente o espressamente rifiutati non è rilevante solo dal punto di vista medico, ma anche in termini di diritto della responsabilità. Se un prodotto viene tollerato nonostante la mancanza di un'autorizzazione normativa, l'onere della prova in caso di evento avverso può essere interpretato a sfavore del medico in un procedimento civile o penale.

Ulteriori oneri derivano dalle farmacie e dalla logistica ospedaliera. La verifica dell'autenticità, la ponderazione dei rischi, la valutazione della conformità normativa e la valutazione della qualità farmaceutica richiedono conoscenze specialistiche e molto tempo. Il personale farmaceutico è spesso sottoposto a pressioni economiche: l'approvvigionamento di prodotti più economici del mercato grigio può far risparmiare sui costi, ma allo stesso tempo comporta rischi difficili da calcolare. La responsabilità di tali decisioni ricade spesso su un numero ristretto di persone, senza una strategia di rischio istituzionale completa.

Anche gli assistenti sono sempre più colpiti. La responsabilità di conservare, preparare e somministrare i farmaci in modo sicuro è resa più difficile dal fatto che le confezioni non sono standardizzate, i foglietti illustrativi non sono scritti in tedesco o i dosaggi sono indicati in modo diverso. Ciò aumenta il carico cognitivo dell'assistenza quotidiana e può portare a errori, soprattutto in ambienti ad alto stress come le unità di terapia intensiva, i reparti di emergenza o le case di cura.

Infine, ma non meno importante, la formazione e l'aggiornamento professionale non sono stati quasi mai preparati a questo tema. Né negli studi di medicina né nella formazione farmaceutica il mercato grigio è un argomento affrontato sistematicamente . Le necessarie conoscenze interdisciplinari - dalla comprensione delle normative e dei sistemi di autorizzazione internazionali alla valutazione delle strutture economiche di fornitura - sono spesso carenti, sebbene stiano diventando sempre più rilevanti.

7.3 Prospettive dei sistemi di supervisione e regolamentazione statali

Il controllo farmaceutico statale si trova di fronte al dilemma strutturale che il mercato grigio non può essere coperto completamente dai meccanismi di autorizzazione tradizionali o dai controlli di distribuzione convenzionali. Gli strumenti normativi come le autorizzazioni nazionali all'immissione in commercio, i prezzi, i sistemi di tracciabilità o i sistemi di farmacovigilanza si basano sul presupposto di un modello di distribuzione lineare e controllato. Il mercato grigio rompe fondamentalmente questo presupposto.

Molti Paesi hanno apportato adeguamenti normativi, ad esempio attraverso licenze di importazione, documentazione obbligatoria per le importazioni parallele, certificati di sicurezza o serializzazione digitale. Tuttavia, queste misure sono efficaci solo se vengono attuate in modo sistematico, obbligatorio e con un sufficiente potere di applicazione. In pratica, è chiaro che molte attività del mercato grigio sono possibili proprio perché le autorità di vigilanza nazionali sono sovraccariche, sottofinanziate o limitate da considerazioni politiche.

Un problema particolare è rappresentato dall'asimmetria internazionale delle capacità normative. Mentre i Paesi altamente sviluppati dispongono di strumenti di controllo sofisticati, molti Paesi in via di sviluppo dipendono da valutazioni esterne o si affidano agli standard dell'OMS. Questa dipendenza fa sì che i prodotti siano valutati, autorizzati o monitorati in modo diverso, il che a sua volta crea nuovi varchi per la diversione dal mercato grigio.

Anche la cooperazione istituzionale a livello internazionale rimane frammentata. Non esistono database globali per i movimenti transfrontalieri di farmaci, né una definizione standardizzata di prodotti del mercato grigio, né linee guida uniformi per la valutazione di tali prodotti nel processo di approvvigionamento. L'OMS e altre organizzazioni stanno lavorando su concetti corrispondenti, ma manca ancora un'attuazione vincolante.

7.4 Dilemmi etici e strutturali

Il mercato grigio tocca una serie di questioni etiche che vanno ben oltre la cura individuale. Al centro c'è la tensione tra autonomia e responsabilità collettiva: i pazienti che si procurano farmaci al di fuori del sistema regolare agiscono per necessità o responsabilità personale, ma allo stesso tempo minano la sicurezza, l'uguaglianza e la controllabilità del sistema sanitario.

L'ingiustizia distributiva è una questione particolarmente delicata. Le persone che hanno accesso a fonti di approvvigionamento internazionali, a un'istruzione adeguata o a risorse finanziarie possono ottenere farmaci di alta qualità anche se non sono disponibili o non sono rimborsabili nel loro Paese. Altri, invece, rimangono dipendenti dal sistema regolare - con tutti i suoi tempi, ostacoli burocratici ed economici. Il mercato grigio rafforza quindi le differenze sociali che in realtà dovrebbero essere livellate nel sistema regolamentato.

Anche i professionisti del settore medico si trovano di fronte a dilemmi etici. Un medico dovrebbe accettare un farmaco importato se è utile al paziente, anche se non è autorizzato? Una farmacia dovrebbe ordinare un prodotto parallelo più economico per ridurre l'onere sulle casse malattia, anche se ci sono dubbi sulla catena di approvvigionamento? È lecito indirizzare i pazienti alle farmacie via Internet se i canali regolari sono bloccati? A queste domande non si può rispondere con un semplice sì o no: richiedono una base decisionale eticamente solida, che generalmente manca.

Il mercato grigio incide anche sulla giustizia distributiva globale. Se grandi quantità di farmaci vengono esportate da Paesi a basso prezzo per essere vendute con profitto in mercati ad alto prezzo, si verifica una carenza di questi beni nella regione di origine, con conseguenze potenzialmente drammatiche per la popolazione locale. Il mercato grigio rappresenta quindi non solo una sfida nazionale, ma anche una sfida di politica di sviluppo.

7.5 Prospettive di coesistenza regolamentata: tra accettazione, regolamentazione e innovazione

Alla luce della continua e, in molte regioni, crescente domanda di farmaci del mercato grigio, ci si chiede con sempre maggiore urgenza se la loro completa eliminazione dal sistema sanitario sia realistica o auspicabile in termini di offerta di assistenza sanitaria centrata sul paziente . Il mercato grigio non è più un fenomeno marginale, ma un'espressione di disparità strutturali all'interno dei mercati farmaceutici nazionali e internazionali. Non nasce esclusivamente dall'energia criminale o dall'elusione della legge, ma spesso dalla tensione tra inerzia normativa, urgenza medica e realtà economica. Questa integrazione strutturale del mercato grigio nei processi di approvvigionamento reali rende evidente che una strategia puramente repressiva - cioè l'obiettivo di una completa eliminazione - non sarebbe né praticamente fattibile né eticamente coerente.

Piuttosto, c'è molto da dire sull'adozione di un approccio integrativo che non si limiti a considerare l'esistenza delle dinamiche del mercato grigio come una minaccia, ma che le consideri seriamente come un indicatore di lacune nell'offerta e di carenze normative. Un approccio di questo tipo non mirerebbe a emarginare o criminalizzare le strutture del mercato grigio, ma a indirizzarle verso canali regolamentati a determinate condizioni. I primi approcci in questa direzione esistono già. Ad esempio, numerosi Paesi consentono l'importazione di farmaci non autorizzati a determinate condizioni, attraverso i cosiddetti "programmi per i pazienti con nome", procedure di "uso compassionevole" o permessi speciali in caso di necessità terapeutiche acute. I sistemi di importazione parallela regolamentati all'interno dell'Unione Europea dimostrano inoltre che i movimenti transfrontalieri di medicinali possono essere controllati e organizzati in modo legalmente sicuro, a condizione che siano garantite la trasparenza, la tracciabilità e la garanzia di qualità.

Un altro approccio lungimirante è l'uso coerente delle tecnologie digitali per ridurre le aree grigie della regolamentazione. La digitalizzazione offre la possibilità di rendere visibili percorsi di fornitura non trasparenti, di registrare le reti di attori e di rendere tracciabili i movimenti dei prodotti. I sistemi basati su blockchain, che documentano ogni transazione nel ciclo di vita di un farmaco in modo non manomissibile, potrebbero salvaguardare completamente l'autenticità dei medicinali e prevenire strutture di reimportazione illegale. I database standardizzati europei o globali che registrano i movimenti dei farmaci in tempo reale consentono un monitoraggio armonizzato e automatizzato delle catene di approvvigionamento internazionali. L'intelligenza artificiale può contribuire ad automatizzare le valutazioni del rischio, ad esempio riconoscendo modelli di commercio atipici o prevedendo le strozzature delle forniture sulla base di dati globali. Con l'aggiunta di certificazioni di autenticità automatizzate, ad esempio tramite codici QR sulle confezioni con convalida decentralizzata dell'autenticità, i pazienti, le farmacie e le autorità sanitarie potrebbero essere in grado di distinguere tra prodotti regolari e prodotti discutibili.

Tuttavia, queste innovazioni tecniche richiedono una volontà politica e istituzionale di armonizzare gli standard, di aprire sistemi tradizionalmente chiusi e di cooperare a livello istituzionale oltre i confini nazionali. Il mercato farmaceutico è cresciuto storicamente come un settore regolamentato a livello nazionale, che in molti Paesi è strettamente legato a questioni di sovranità, politica sanitaria e perequazione sociale. Questa frammentazione ha finora spesso impedito una risposta uniforme alle distorsioni del mercato globalizzato. Un riorientamento verso una regolamentazione cooperativa significherebbe che alle istituzioni sovranazionali - come l'Agenzia Europea dei Medicinali (EMA), l'Organizzazione Mondiale della Sanità (OMS) o i blocchi commerciali regionali - verrebbero conferiti maggiori poteri per sviluppare soluzioni coordinate per affrontare le dinamiche del mercato grigio.

Allo stesso tempo, è necessario un cambiamento mentale e professionale nell'affrontare il problema. Il mercato grigio non deve più essere considerato un fenomeno marginale o patologico che si verifica in casi eccezionali, ma deve essere riconosciuto come una componente strutturale del moderno mercato farmaceutico. Ciò richiede una maggiore integrazione dell'argomento nella formazione degli operatori medici, farmaceutici e sanitari. I medici devono essere messi in condizione di valutare i rischi e le opportunità dell'acquisto di terapie non regolari in modo professionalmente corretto e di informare di conseguenza i loro pazienti. I farmacisti hanno bisogno di una base d'azione giuridicamente sicura per poter agire nell'area di conflitto tra la salvaguardia delle cure e il rispetto delle normative. I responsabili delle politiche sanitarie, d'altro canto, devono imparare a reagire agli sviluppi del mercato grigio non solo in modo repressivo, ma anche in modo formativo e lungimirante, soprattutto se servono come indicatori di carenze sistemiche.

A lungo termine, una politica sostenibile e responsabile per affrontare il mercato grigio sarà possibile solo se si considerano insieme l'assistenza medica, la sicurezza dei farmaci, la giustizia sociale e la realtà economica. Non è sufficiente rimanere al livello formale di legalità normativa mentre milioni di persone cercano di accedere ai farmaci urgentemente necessari attraverso canali informali. Una strategia olistica deve quindi tenere conto in egual misura della dimensione etica del bisogno di cure, degli interessi economici dell'industria e degli intermediari, del quadro giuridico per la regolamentazione dei farmaci e dei problemi strutturali di approvvigionamento dei sistemi sanitari nazionali.

Il mercato grigio è espressione di un mondo in cui necessità terapeutiche, interessi economici e realtà normativa divergono sempre più. Ignorarlo significherebbe combattere i sintomi senza riconoscerne le cause. Tuttavia, integrarlo in modo costruttivo - in condizioni controllate, trasparenti ed eticamente corrette - apre la possibilità di trasformarlo in uno strumento per un'offerta farmaceutica più equa, più favorevole all'innovazione e più resistente alle crisi.

7.6 Bibliografia (Capitolo 7)

Besarab, A. e Nissenson, A. R. (2016). L'uso dei biosimilari in nefrologia: Caveat emptor. *Kidney International*, 90(2), 239-241. https://doi.org/10.1016/j.kint.2016.02.046

Cohen, J. P., Faden, L. B., Predaris, S. A., & Young, B. (2009). Accesso dei pazienti ai farmaci: un confronto internazionale. *Health Affairs*, 28(1), 146-154. https://doi.org/10.1377/hlthaff.28.1.146

Agenzia europea per i medicinali (EMA). (2020). *Linea guida sulle buone pratiche di farmacovigilanza (GVP) - Modulo VI: Gestione e segnalazione delle reazioni avverse ai medicinali.* https://www.ema.europa.eu.

Fittler, A., Vida, R. G., Rádics, V., Botz, L., & Márton, G. (2018). Una sfida per la sanità ma solo un'altra opportunità per i criminali: le false farmacie online. *Frontiers in Pharmacology*, 9, 136. https://doi.org/10.3389/fphar.2018.00136

Mackey, T. K. (2016). La salute globale e la politica dei farmaci falsi. *The Lancet*, 388(10060), 2473-2475. https://doi.org/10.1016/S0140-6736(16)32126-7

Organizzazione mondiale della sanità (OMS). (2017). *Sistema globale di sorveglianza e monitoraggio dell'OMS per i prodotti medici non conformi e falsificati*. Ginevra: OMS. https://www.who.int/publications/i/item/9789241513439

Klepser, D. G., Xu, L. e Ullrich, F. A. (2021). Implicazioni per la salute pubblica dell'etichettatura errata dei prodotti farmaceutici e della scarsa sorveglianza. *Journal of the American Pharmacists Association*, 61(2), 206-212. https://doi.org/10.1016/j.japh.2020.10.010

Orizio, G., Merla, A., Schulz, P. J., & Gelatti, U. (2011). Qualità delle farmacie online e dei siti web che vendono farmaci da prescrizione: una revisione sistematica. *Journal of Medical Internet Research*, 13(3), e74. https://doi.org/10.2196/jmir.1795

Rawson, N. S. B. (2018). Questioni etiche nell'accesso anticipato a farmaci non approvati. *Therapeutic Innovation & Regulatory Science*, 52(2), 144-151. https://doi.org/10.1177/2168479017720240

Organizzazione mondiale della sanità (OMS). (2018). *Fornire prodotti medici di qualità garantita per tutti: il piano quinquennale dell'OMS per aiutare a costruire sistemi normativi efficaci ed efficienti*. Ginevra: OMS. https://www.who.int/publications/i/item/9789241515525

# Capitolo 8: Flussi commerciali internazionali e asimmetrie normative

8.1 Struttura, dinamica e fattori geopolitici che influenzano i flussi globali di droga

L'attuale struttura del commercio farmaceutico globale è espressione di un processo di trasformazione di vasta portata, caratterizzato da diversi sviluppi interconnessi: globalizzazione economica, progresso tecnologico, liberalizzazione politica e aumento esponenziale della mobilità internazionale. Oggi i prodotti farmaceutici non sono più principalmente prodotti nazionali con catene di approvvigionamento chiuse, ma prodotti complessi di un processo di produzione e distribuzione transnazionale in cui un farmaco spesso passa attraverso decine di interfacce geografiche, normative e istituzionali nel suo percorso dall'idea al paziente. Da un lato, questo sviluppo porta con sé guadagni di efficienza, risparmi sui costi e cooperazione internazionale per l'innovazione, ma dall'altro crea anche vulnerabilità strutturali che rendono il sistema suscettibile in tempi di crisi - e quindi forniscono spazio sistemico al mercato grigio come economia sommersa.

La realtà produttiva di un farmaco moderno è un buon esempio di questa interdipendenza: un principio attivo farmaceutico viene sintetizzato in Cina o in India a condizioni di costo favorevoli, e i produttori si affidano a fornitori di materie prime altamente specializzati e ai mercati delle materie prime chimiche. L'ulteriore lavorazione avviene spesso nell'Unione Europea, ad esempio in Germania, Francia o Paesi Bassi, dove vengono effettuate formulazioni galeniche, controlli di qualità su e confezionamento.

Per la distribuzione globale vengono utilizzati hub logistici centrali come Dubai, Singapore o la Svizzera, da cui i farmaci vengono esportati in Africa, America Latina o Europa orientale. Il prodotto passa attraverso vari sistemi normativi, con requisiti diversi per l'imballaggio, l'etichettatura, lo sdoganamento e le licenze di importazione. Ciò rende la completa tracciabilità di questi farmaci una sfida logistica e amministrativa, soprattutto perché lo stoccaggio intermedio, il riconfezionamento e la rivendita non sono sempre standardizzati o documentati digitalmente.

Le crisi geopolitiche e globali rivelano con particolare chiarezza la fragilità di questo sistema. La pandemia COVID-19 ha rivelato in modo inedito quanto anche le economie più sviluppate siano fortemente dipendenti dalla produzione farmaceutica di Paesi terzi. Quando intere regioni di produzione in Cina sono state bloccate, le catene di approvvigionamento sono state interrotte e l'India ha imposto divieti di esportazione su diversi principi attivi essenziali, si sono verificate strozzature di approvvigionamento a livello mondiale per antidolorifici, antibiotici, antipiretici e oncologici. Persino farmaci di base come il paracetamolo o l'ibuprofene non erano più disponibili in modo affidabile in molti luoghi. Queste carenze hanno colpito in particolare i sistemi sanitari che si affidavano a modelli di consegna just-in-time o a fonti di approvvigionamento unilaterali. Di conseguenza, sono emersi nuovi canali di domanda in cui gli intermediari, spesso al di fuori delle strutture regolamentate, sono intervenuti per colmare le lacune.

Queste strutture sostitutive del mercato grigio non erano guidate esclusivamente da energie criminali, ma anche dalla legittima esigenza di ospedali, farmacie e pazienti di assicurarsi l'accesso ai farmaci necessari. Il vuoto normativo emerso durante la crisi è stato sistematicamente sfruttato: I farmaci provenienti da fonti non ufficialmente autorizzate sono stati importati aggirando le procedure di autorizzazione nazionali o gli obblighi di stoccaggio, a volte con documentazione di fortuna o attraverso canali non trasparenti. I prezzi di questi prodotti erano spesso molte volte superiori a quelli di mercato e la qualità medica non era sempre rintracciabile. Questo "mercato grigio della crisi" è stato quindi sia una reazione che un sintomo di un sistema che ha massimizzato la sua efficienza ma ha minimizzato la sua resilienza.

Anche al di là delle crisi pandemiche, il mercato grigio sta diventando sempre più importante a causa degli sviluppi geopolitici. In un ordine mondiale sempre più multipolare, i flussi di droga sono messi sotto pressione da nuove linee di conflitto. Le dispute tra Cina e Stati Uniti, le sanzioni contro la Russia e le reazioni dell'UE, così come le tendenze protezionistiche all'interno dei Paesi del G20, stanno portando a controlli sulle esportazioni, strategie nazionali di stoccaggio, barriere doganali e restrizioni commerciali selettive. I cosiddetti farmaci critici - come antibiotici, vaccini, emoderivati o terapie oncologiche - sono particolarmente colpiti, in quanto vengono sempre più spesso classificati come beni strategici e quindi soggetti a controlli di politica industriale. In questa situazione mista, ai margini dei canali commerciali ufficiali stanno emergendo canali di distribuzione informali, in cui il mercato grigio agisce come un sottosistema flessibile e difficile da controllare.

Queste strutture informali non sono facilmente controllabili, poiché non si basano necessariamente sull'illegalità, ma sull'aggiramento o sul riutilizzo delle lacune normative. Stanno emergendo nuove forme di commercio in cui i prodotti vengono dirottati verso Paesi terzi, si ricorre al riconfezionamento per mascherarne l'origine o si acquistano e rivendono deliberatamente le scorte delle riserve nazionali. In alcuni casi, gli operatori sfruttano deliberatamente le incongruenze normative, ad esempio quando un prodotto non è ancora autorizzato in un Paese ma è già sul mercato in un altro. Questa asimmetria geografica diventa la base di un modello di business che si muove tra l'imprenditorialità legale e l'opportunità senza regolamentazione.

La conseguenza di questi sviluppi è un profondo cambiamento nell'architettura del mercato farmaceutico globale. Laddove prima dominavano le normative nazionali, la pianificazione statale e i contratti di fornitura industriale, ora operano reti transnazionali sempre più flessibili, con un alto grado di adattabilità, ma anche con una forte mancanza di trasparenza. In questa struttura, il mercato grigio non è solo un fattore di disturbo, ma una manifestazione sistemica di un'economia globale basata sull'efficienza, l'ottimizzazione dei costi e la divisione globale del lavoro - ma allo stesso tempo rivela la propria vulnerabilità in condizioni di crescente incertezza, rivalità geopolitica e crisi sanitarie. In questo contesto, non è sufficiente reprimere le attività del mercato grigio; piuttosto, sono necessarie nuove strategie internazionali per aumentare la resilienza, armonizzare gli standard normativi e integrare meglio gli attori non tradizionali in un sistema globale di approvvigionamento farmaceutico eticamente e medicalmente responsabile.

8.2 Differenziali di prezzo e arbitraggio economico come fattori di diversione del mercato grigio

Le notevoli differenze di prezzo tra i singoli Paesi e le regioni del mondo sono senza dubbio uno dei principali fattori economici del mercato grigio internazionale dei farmaci. Queste differenze di prezzo non sono casuali o isolate, ma piuttosto l'espressione di una moltitudine di fattori strutturali, normativi e di politica di mercato, che insieme creano un sistema globale asimmetrico di valutazione e distribuzione dei farmaci. Le differenze che ne derivano sono a volte così gravi da creare un margine di arbitraggio economico altamente redditizio - un margine che in molti casi viene utilizzato dal mercato grigio, anche se ciò avviene formalmente nell'ambito delle normative legali.

Le cause di queste asimmetrie di prezzo sono complesse. Esse vanno dalla regolamentazione dei prezzi a livello nazionale e dai sistemi di rimborso specifici per ogni Paese al quadro fiscale, alla priorità politica nel sistema sanitario o al diverso potere negoziale tra le agenzie governative e l'industria farmaceutica. A ciò si aggiungono le differenze nella protezione dei brevetti, come le cosiddette "licenze obbligatorie" nei Paesi in via di sviluppo, nonché le strategie mirate dei produttori per assicurarsi l'accesso al mercato nelle regioni a basso reddito attraverso prezzi più bassi o per contrastare le pressioni politiche. Questi fattori agiscono insieme e creano un differenziale di prezzo globale che non si basa sui benefici medici di un farmaco, ma principalmente sulla redditività economica, sulla cultura normativa e sul contesto geopolitico.

Un esempio particolarmente vivido di questa asimmetria strutturale dei prezzi si trova all'interno dell'Unione Europea. Qui i prezzi dei farmaci sono negoziati o fissati a livello nazionale, con notevoli differenze nonostante il mercato unico. Un preparato protetto da brevetto può essere offerto in Paesi come la Romania, la Bulgaria o la Grecia a un terzo o addirittura a un quarto del prezzo praticato in Germania, Danimarca o Paesi Bassi, per esempio. Queste differenze non sono solo espressione della forza economica nazionale, ma anche il risultato di specifici obiettivi di politica sanitaria. I Paesi con un reddito pro capite più basso ottengono deliberatamente l'accesso ai farmaci essenziali attraverso la regolamentazione dei prezzi - una forma di solidarietà interna europea politicamente auspicabile e socialmente giustificata.

Tuttavia, è proprio questa differenza di prezzo che diventa un'opportunità economica per gli intermediari, le grandi farmacie, le catene ospedaliere o le società di distribuzione specializzate che esportano farmaci dai mercati a basso prezzo ai Paesi ad alto prezzo attraverso il commercio parallelo legale o strutture di mercato grigio meno formalizzate. In questo modo, molti operatori rispettano le normative vigenti in materia di qualità, tracciabilità e confezionamento, ma ciò mina la struttura dei prezzi nel mercato di destinazione e l'intento originario di differenziare i prezzi a livello nazionale viene meno. In questi casi, l'arbitraggio economico di funziona come un meccanismo di ridistribuzione sistematica: i farmaci vengono acquistati dove possono essere più economici e venduti dove sono più disposti a pagare.

Le differenze di prezzo internazionali al di fuori dell'Unione Europea sono ancora più evidenti. Negli Stati Uniti, ad esempio, un mercato con prezzi ampiamente liberi e una regolamentazione statale minima nel settore farmaceutico, molti farmaci costano molte volte di più rispetto agli stessi prodotti in Asia, Africa o America Latina. Un farmaco antiretrovirale venduto in Sudafrica a un prezzo di 10 dollari al mese può facilmente costare diverse centinaia di dollari negli Stati Uniti. Questo divario di prezzo è così massiccio da creare inevitabilmente tensioni economiche - tensioni che non solo portano a importazioni illegali attraverso reti di pazienti o medici, ma anche a strutture di mercato grigio semi-formali o tollerate, in cui operano anche attori istituzionali come ospedali, grossisti o compagnie di assicurazione sanitaria in assenza di divieti legali o meccanismi di controllo.

Il fatto che molti produttori farmaceutici contribuiscano essi stessi alla realizzabilità strutturale di queste differenze di prezzo sviluppando diverse varianti di prodotto per le diverse regioni è particolarmente esplosivo. Ciò significa che vengono offerti farmaci con profili di principi attivi identici o quasi, ma con dimensioni di confezionamento, galeniche, etichettatura linguistica o forme di dosaggio diverse, adattate alle condizioni del mercato locale, ai sistemi di distribuzione o ai requisiti normativi. In molti casi, queste varianti di prodotto possono essere riconfigurate con uno sforzo relativamente ridotto per renderle compatibili con l'uso in altri mercati. Si cambiano le etichette, si traducono i foglietti illustrativi, si adatta la confezione - e un preparato del Sud-Est Europa diventa un prodotto apparentemente regolare per il mercato dell'Europa occidentale. Poiché l'ingrediente attivo rimane lo stesso, spesso non è necessaria una nuova autorizzazione completa, ma solo la documentazione del riconfezionamento, il che rende ancora più facile l'importazione dal mercato grigio.

Questa apertura sistemica all'arbitraggio dei prezzi pone notevoli sfide al sistema farmaceutico internazionale. Da un lato, consente di risparmiare sui costi e promuove una certa pressione competitiva sulle strategie di prezzo monopolistiche. Dall'altro lato, mina i meccanismi di controllo degli Stati, genera flussi di ridistribuzione incontrollati e comporta il rischio che i farmaci non siano più disponibili dove sono più urgentemente necessari, perché sono diventati oggetto di scambio in una logica di differenziazione globale dei prezzi. Le zone d'ombra che si presentano non possono essere eliminate con una semplice regolamentazione, ma richiedono una rivalutazione fondamentale di ciò che i prezzi farmaceutici dovrebbero effettivamente esprimere in un mondo globalizzato: il valore medico di un preparato, la performance economica di un Paese, la performance innovativa del produttore - o una combinazione di tutti questi fattori.

Solo un'armonizzazione internazionale dei meccanismi di determinazione dei prezzi, una regolamentazione coordinata del commercio parallelo e una maggiore trasparenza istituzionale sui flussi di farmaci potrebbero contribuire a mitigare i driver economici del mercato grigio a lungo termine. Senza queste riforme, tuttavia, il mercato grigio rimarrà una componente sistemica di un'economia farmaceutica globale frammentata - funzionale, inevitabile, ma difficile da controllare.

8.3 Diversità normativa globale e incoerenza istituzionale

La frammentazione normativa della politica farmaceutica internazionale è una delle ragioni strutturali principali della nascita, del mantenimento e della crescente complessità del mercato grigio globale. Sebbene la legislazione farmaceutica internazionale sia in parte armonizzata - ad esempio attraverso le raccomandazioni dell'Organizzazione Mondiale della Sanità (OMS), le conferenze internazionali di armonizzazione (ICH) o le norme ISO per gli standard di produzione e confezionamento - l'attuazione concreta di questi requisiti rimane quasi interamente nella sovranità degli Stati nazionali. Ogni Stato si riserva il diritto di decidere autonomamente in merito all'autorizzazione, ai prezzi, ai requisiti di sicurezza, all'etichettatura, alle condizioni di conservazione, ai requisiti di prescrizione e ai canali di distribuzione dei medicinali. Sebbene questo principio di sovranità sia legittimo dal punto di vista giuridico ed espressione di autodeterminazione politica, nella pratica porta a un'incoerenza normativa globale, che costituisce il terreno fertile per le pratiche di elusione del mercato grigio.

La portata di questa incoerenza diventa particolarmente chiara se si considera il destino normativo di farmaci identici o quasi identici in Paesi diversi. Un farmaco soggetto a prescrizione nell'Unione Europea come può essere liberamente disponibile in Messico. Un principio attivo autorizzato in forma generica in Canada può essere completamente vietato in Giappone, non per motivi di sicurezza, ma a causa di processi autorizzativi divergenti, mancanza di prove di studio ai sensi della legge nazionale o considerazioni di politica industriale. Un preparato liberamente disponibile nel Sud-est asiatico e fabbricato negli stessi impianti di produzione di un prodotto di marca europeo può non essere considerato commercializzabile in Germania, anche se le condizioni di produzione sono identiche. Queste discrepanze normative non derivano tanto da differenze qualitative nelle caratteristiche dei prodotti, quanto da approcci istituzionali, priorità di politica sanitaria e interessi economici divergenti.

Questa incoerenza globale viene sistematicamente sfruttata dagli operatori del mercato grigio. I prodotti vengono acquistati specificamente da Paesi con requisiti normativi più deboli o meno complessi per importarli - spesso con modifiche minime - in mercati più regolamentati. Ciò avviene utilizzando le scappatoie esistenti per l'importazione, attraverso intermediari non trasparenti, rietichettando o facendo affidamento sulla scarsa capacità di ispezione delle autorità nazionali. Soprattutto nei Paesi con risorse umane e logistiche limitate, è praticamente impossibile controllare completamente ogni lotto per verificarne l'origine, la conformità alle autorizzazioni o l'autenticità. Di conseguenza, i prodotti che non sono formalmente vietati ma che non soddisfano tutti i requisiti nazionali finiscono nel regolare flusso di distribuzione.

La situazione è particolarmente delicata all'interno di regioni ad alto sviluppo normativo come l'Unione Europea, che di fatto garantisce standard di sicurezza e linee guida farmaceutiche armonizzate. Nonostante i regolamenti generali dell'Agenzia Europea dei Medicinali (EMA), esistono notevoli differenze nazionali. Mentre alcuni Stati membri hanno requisiti rigorosi per la rietichettatura, le norme linguistiche, i numeri di serie e le caratteristiche di sicurezza, altri Paesi sono molto più flessibili o hanno meccanismi di controllo meno efficaci. Queste differenze nell'attuazione delle normative europee vengono deliberatamente sfruttate: I prodotti vengono contrabbandati attraverso i Paesi con requisiti più permissivi - ad esempio reimportandoli attraverso i Paesi dell'Europa dell'Est o riconfezionandoli negli Stati membri dell'UE più liberali - al fine di ridurre al minimo la probabilità di reclami normativi nei Paesi di destinazione.

Il risultato non è la mancanza di leggi, ma l'incapacità di applicarle in modo coerente - una forma di erosione normativa derivante dalla disomogeneità delle pratiche di controllo degli Stati.

Un'altra debolezza sistemica è la mancanza di applicabilità degli standard internazionali. Esistono linee guida riconosciute a livello mondiale, come quelle dell'OMS per le buone pratiche di fabbricazione (GMP), le raccomandazioni ICH per lo sviluppo e l'approvazione clinica o gli standard ISO per il confezionamento e la gestione della catena del freddo. Tuttavia, l'attuazione di questi standard non è giuridicamente vincolante e la loro applicazione dipende fortemente dalla volontà politica, dalle infrastrutture tecniche e dalle capacità istituzionali dei singoli Paesi. In molti Paesi emergenti e in via di sviluppo, non sono le leggi a mancare, ma la loro attuazione e il monitoraggio . Questa applicazione globalmente incoerente degli standard crea un mosaico normativo che può essere utilizzato in modo flessibile e strategico dagli attori con esperienza nel commercio farmaceutico internazionale.

La frammentazione normativa porta quindi a una situazione paradossale: maggiore è il numero di requisiti nazionali formalmente esistenti, maggiore è la scappatoia per le strategie del mercato grigio - a condizione che manchino l'applicazione uniforme, il coordinamento istituzionale e la volontà internazionale di cooperare. Un prodotto può essere considerato legale nel Paese di origine, formalmente accettato in un Paese di transito e ancora classificato come commerciabile nel Paese di destinazione a causa di una documentazione incompleta. Questa ambiguità rende difficile un controllo efficace e permette agli operatori del mercato grigio di operare in un terreno legalmente difficile.

A lungo termine, questo problema non può essere risolto con misure nazionali individuali. È piuttosto necessario un cambiamento di paradigma verso una vera e propria governance farmaceutica internazionale. Tale governance dovrebbe non solo creare standard armonizzati, ma anche stabilire un sistema vincolante per la loro attuazione e applicazione - compresi database comuni per i flussi di farmaci, sistemi di tracciabilità digitale e reti di controllo transnazionali. Solo se la coerenza normativa diventerà non solo un obiettivo, ma uno strumento di controllo pratico, sarà possibile ridurre al minimo la vulnerabilità strutturale del mercato farmaceutico alle influenze del mercato grigio nel lungo periodo.

8.4 Ruolo delle piattaforme commerciali digitali e delle reti logistiche internazionali

Il mercato grigio internazionale sta vivendo una notevole dinamizzazione dovuta alla rapida digitalizzazione del commercio, che non ha precedenti sia in termini di portata che di complessità organizzativa. Le piattaforme commerciali digitali - tra cui le farmacie online, i mercati globali dell'e-commerce, le reti farmaceutiche specializzate e i sistemi automatizzati di approvvigionamento e distribuzione - hanno drasticamente abbassato le barriere all'ingresso nel commercio farmaceutico internazionale. Anche gli operatori di mercato più piccoli, che non dispongono di una propria infrastruttura logistica o di competenze legali, possono ora procurarsi, immagazzinare, pagare e rivendere farmaci a livello globale con pochi clic, spesso senza essere completamente coperti da regolamenti o leggi sulla responsabilità.

Questa trasformazione digitale sta spostando la logica precedente dai canali di vendita centralizzati alle transazioni decentralizzate, spesso anonime o mascherate. Le piattaforme operano tramite società offshore, utilizzano comunicazioni criptate, si affidano a magazzini distribuiti in più giurisdizioni e controllano l'offerta, il prezzo e la visibilità tramite sistemi algoritmici. Il risultato è un'architettura commerciale altamente flessibile, quasi impenetrabile, in grado di reagire ai cambiamenti della domanda in tempo reale e di eludere quasi completamente i meccanismi di controllo tradizionali. Questo sviluppo rappresenta una sfida fondamentale per le autorità di regolamentazione statali, in quanto gli strumenti di controllo esistenti sono orientati verso i canali di distribuzione fissi, le farmacie fisiche e le strutture di vendita all'ingrosso formalizzate su - ma non verso le microstrutture transnazionali e in rete digitale.

I fornitori di servizi logistici internazionali sono un elemento centrale di questa infrastruttura. I grandi servizi di corriere ed espresso come DHL, FedEx, UPS o i fornitori regionali agiscono - spesso involontariamente - come intermediari per i flussi di droga del mercato grigio. Poiché in molti Paesi la responsabilità legale per il contenuto delle spedizioni ricade esclusivamente sui mittenti, queste aziende non si ritengono in grado, dal punto di vista legale o pratico, di intraprendere azioni indipendenti contro il trasporto di farmaci problematici. Di norma, non hanno né la base legale né i mezzi tecnici per controllare sistematicamente il contenuto di migliaia di pacchi al giorno. Inoltre, qualsiasi intervento indipendente comporta rischi legali, ad esempio per quanto riguarda la protezione dei dati, i rapporti contrattuali e gli accordi commerciali internazionali. Le autorità doganali devono affrontare una sfida simile. L'enorme volume di spedizioni internazionali che ogni giorno entrano nei mercati nazionali attraverso aeroporti, porti e centri logistici rende praticamente impossibile un controllo continuo. Anche con il supporto digitale, la profilazione del rischio o le procedure basate su campioni casuali, non è realistico controllare tutte le spedizioni per verificare gli ingredienti farmaceutici, l'autenticità, la conformità normativa o l'uso previsto. Inoltre, molti prodotti sono deliberatamente confezionati in modo da non essere riconoscibili come medicinali, ad esempio dichiarandoli come "integratori alimentari", "preparati cosmetici" o "campioni tecnici". Ciò compromette ulteriormente le già limitate risorse delle autorità doganali.

Un'area particolarmente delicata è la zona grigia legale tra l'importazione personale di farmaci e la distribuzione commerciale. In molti Paesi, i privati sono autorizzati a importare medicinali dall'estero per uso personale, spesso a condizione che la quantità sia limitata, che sia disponibile una prescrizione medica e che le sostanze non richiedano una ricetta o contengano anestetici. Tuttavia, queste norme sono spesso vaghe, contraddittorie o tecnicamente difficili da verificare. Di conseguenza, numerosi attori sfruttano sistematicamente questa zona grigia. I privati si fanno regolarmente consegnare grandi quantità utilizzando come destinatari uomini di paglia, amici o familiari. Anche le aziende agiscono come consumatori individuali all'estero, ma in realtà si impegnano nella distribuzione commerciale rivendendo i farmaci attraverso piattaforme parallele o sui mercati regionali.

Questa pratica è ulteriormente mascherata da costruzioni societarie. Vengono create reti di società di recapito, società di facciata o importatori legalmente registrati ma di fatto non regolamentati, che operano a più livelli: come consumatori in un Paese, come intermediari in un altro e come organizzatori logistici in un terzo.

Rintracciare queste strutture richiede molto tempo, anche per le autorità investigative specializzate, e spesso fallisce per mancanza di giurisdizione, di cooperazione internazionale o di barriere alla protezione dei dati.

Nel complesso, è chiaro che il mercato grigio digitale ha raggiunto una nuova qualità che lo fa apparire non solo come una sfida logistica, ma anche come un contro-modello strutturale rispetto ai mercati farmaceutici regolamentati da . Non si tratta più solo di un bacino di raccolta per i vuoti di approvvigionamento o per le emergenze, ma di un sistema indipendente, tecnicamente abile ed economicamente razionale, che reagisce alle condizioni del mercato in tempo reale e sfrutta in modo mirato le debolezze normative. Una risposta efficace non può essere esclusivamente nazionale o selettiva. È invece necessaria una regolamentazione coordinata a livello internazionale delle piattaforme farmaceutiche digitali, l'introduzione di sistemi di tracciabilità obbligatori, l'ampliamento dei poteri di controllo delle società di logistica, pur mantenendo i confini legali, e una definizione chiara e standardizzata di quando un'importazione farmaceutica debba essere considerata distribuzione commerciale.

Inoltre, è necessaria una nuova infrastruttura digitale che colleghi tutte le parti interessate - produttori, autorità, farmacie, pazienti e operatori di piattaforme - e che renda il commercio farmaceutico legale non solo più controllabile, ma anche più attraente e resiliente. Solo se il mercato regolamentato è in grado di competere con il mercato grigio digitale in termini di disponibilità, prezzi, trasparenza e facilità d'uso, è possibile arginare efficacemente la sua crescente attrattiva.

8.5 Approcci tecnologici e prospettive di governance per la regolamentazione globale

Il contenimento efficace e a lungo termine del mercato grigio internazionale dei farmaci richiede molto più di misure normative selettive o di singole iniziative nazionali. richiede un riorientamento strategico di ampia portata della governance sanitaria internazionale - un cambio di paradigma che trasformi i sistemi attualmente frammentati e spesso reattivi in un concetto di regolamentazione globale coerente, tecnologicamente supportato ed eticamente solido. Il mercato grigio non è solo un effetto collaterale indesiderato, ma l'espressione di uno squilibrio strutturale tra l'industria farmaceutica globalizzata, la regolamentazione nazionale e le capacità sanitarie distribuite in modo non uniforme. Questa disparità non può essere superata con controlli alle frontiere nazionali o modifiche legislative isolate, ma richiede un approccio di controllo integrato e multidimensionale.

I sistemi basati sulla tecnologia che garantiscono la trasparenza, la tracciabilità e l'autenticità del commercio farmaceutico internazionale potrebbero essere al centro di questo riorientamento. La tecnologia blockchain offre un potenziale particolarmente elevato. L'archiviazione decentralizzata e a prova di manomissione dei dati delle transazioni consente di documentare i lotti di farmaci lungo l'intera catena di fornitura, dalla produzione al

131

commercio intermedio fino alla consegna al consumatore finale. Ogni modifica alla confezione, ogni trasferimento, ogni fase intermedia potrebbe essere registrata in un registro digitale accessibile a livello internazionale. Con l'ausilio di algoritmi di rischio supportati dall'intelligenza artificiale che individuano automaticamente le irregolarità nei flussi commerciali, le autorità nazionali e le organizzazioni internazionali potrebbero reagire tempestivamente a sviluppi potenzialmente critici. Tuttavia, ciò richiederebbe standard tecnici comuni, formati di dati standardizzati e un'architettura interoperabile che funzioni al di là dei confini nazionali.

Altri componenti chiave potrebbero essere gli standard vincolanti a livello internazionale per i codici a barre e i numeri di serie, che consentono un'etichettatura uniforme e l'identificazione digitale dei medicinali. Questi standard dovrebbero essere applicati su base obbligatoria, idealmente attraverso istituzioni sovranazionali come l'Organizzazione Mondiale della Sanità (OMS), la Coalizione Internazionale per la Regolamentazione dei Medicinali (ICMRA) o l'Organizzazione Internazionale per la Standardizzazione (ISO). A ciò si dovrebbero affiancare database basati su cloud, aggiornati in tempo reale, che rendano accessibili le informazioni sui movimenti dei farmaci, le registrazioni dei lotti e le catene di approvvigionamento, non solo per le autorità, ma anche per farmacisti, medici, grossisti e pazienti. Un sistema di questo tipo potrebbe non solo rendere più difficili le attività del mercato grigio, ma anche consentire una gestione più mirata della fornitura globale di farmaci in caso di crisi, come una pandemia, un conflitto geopolitico o un'interruzione della produzione.

Ma l'innovazione tecnica da sola non basta. Anche l'architettura istituzionale internazionale deve essere riformata e ampliata. Oltre all'OMS, dovrebbero essere coinvolte organizzazioni come l'Organizzazione Mondiale delle Dogane, l'Organizzazione Mondiale del Commercio (OMC), l'Ufficio delle Nazioni Unite contro la Droga e il Crimine (UNODC) e le alleanze commerciali regionali, al fine di stabilire un insieme di regole vincolanti. Sono ipotizzabili accordi multilaterali che stabiliscano standard minimi per la trasparenza dei farmaci, ad esempio nell'ambito dell'OMC come parte di un accordo TRIPS ampliato o sotto forma di un accordo quadro delle Nazioni Unite sulla sicurezza globale dei farmaci. Tali accordi potrebbero anche contenere norme per limitare le riesportazioni, ad esempio attraverso obblighi di rendicontazione, quote o requisiti di autorizzazione per i movimenti transfrontalieri di medicinali.

Altrettanto importante sarebbe l'introduzione di misure per la divulgazione obbligatoria delle rotte commerciali intermedie - ad esempio attraverso un registro internazionale dei grossisti farmaceutici e dei fornitori di servizi logistici - nonché la registrazione globale dei lotti, che deve essere aggiornata a ogni movimento fisico di medicinali. Questi obblighi di trasparenza consentirebbero di riconoscere tempestivamente i modelli di commercio sospetti e di prevenire sistematicamente le deviazioni illegittime.

Oltre a queste misure strutturali e tecniche, tuttavia, è necessario anche un riorientamento normativo: un'etica del commercio farmaceutico globale. La fornitura globale di farmaci non deve essere lasciata esclusivamente all'interazione tra logica di mercato, contingenze normative e opportunismo politico. È piuttosto necessario un nuovo equilibrio tra libertà economica, equità sanitaria e responsabilità internazionale. Il mercato grigio non è solo il risultato di lacune normative, ma anche il sintomo di un accesso diseguale alle cure essenziali. La sua esistenza evidenzia il fallimento morale di un sistema che tratta i farmaci vitali come merci la cui disponibilità dipende dalla coincidenza tra luogo di nascita, infrastruttura normativa e capacità di pagamento.

Un'etica del commercio farmaceutico globale di questo tipo dovrebbe formulare principi chiari: accesso universale ai farmaci essenziali, prezzi equi che tengano conto del potere d'acquisto e dei costi dell'innovazione, trasparenza lungo l'intera catena del valore, responsabilità istituzionale e attenzione prioritaria ai bisogni della salute rispetto alla massimizzazione economica. Questi valori potrebbero servire da modello per una nuova generazione di accordi internazionali, collaborazioni e infrastrutture tecnologiche.

La riduzione del mercato grigio richiede quindi un approccio integrato che combini innovazione tecnica, cooperazione istituzionale e orientamento normativo. Solo attraverso questa interazione è possibile creare un modello di fornitura farmaceutica globale che sia efficiente, equo e resiliente - un sistema che non solo legalmente, ma anche strutturalmente e moralmente elimini le basi del mercato grigio.

8.5 Bibliografia (Capitolo 8)

Bate, R. (a cura di). (2012). *Making a Killing: The Deadly Implications of the Counterfeit Drug Trade*. Washington, DC: AEI Press.

Cockburn, R., Newton, P. N., Agyarko, E. K., Akunyili, D. e White, N. J. (2005). La minaccia globale dei farmaci contraffatti: perché l'industria e i governi devono comunicare i pericoli. *PLoS Medicine*, 2(4), e100. https://doi.org/10.1371/journal.pmed.0020100

Commissione europea. (2016). *Studio sull'impatto economico del commercio parallelo di prodotti farmaceutici all'interno dell'Unione Europea.* Bruxelles: DG Concorrenza. https://ec.europa.eu/competition

Consiglio internazionale per l'armonizzazione (ICH). (2023). *Linea guida armonizzata ICH - Sistema di qualità farmaceutico Q10.* https://www.ich.org

Kaplan, W. e Laing, R. (2005). *Produzione locale di farmaci: politica industriale e accesso ai farmaci - Una panoramica dei concetti chiave, delle questioni e delle opportunità per la ricerca futura.* Washington, DC: Banca Mondiale.

Mackey, T. K., & Nayyar, G. (2017). Una revisione delle tecnologie digitali esistenti ed emergenti per combattere il commercio globale di farmaci falsi. *Expert Opinion on Drug Safety*, 16(5), 587-602. https://doi.org/10.1080/14740338.2017.1313227

Organizzazione per la cooperazione e lo sviluppo economico (OCSE). (2020). *Commercio di prodotti farmaceutici contraffatti.* Parigi: OECD Publishing. https://doi.org/10.1787/adbeb8f3-en

Pécoul, B., Chirac, P., Trouiller, P., & Pinel, J. (1999). Accesso ai farmaci essenziali nei Paesi poveri: una battaglia persa?

JAMA, 281(4), 361-367. https://doi.org/10.1001/jama.281.4.361

Organizzazione mondiale delle dogane (OMD). (2021). *Rapporto sul commercio illecito 2020 - Capitolo Prodotti medici*. Bruxelles: OMD. https://www.wcoomd.org

Organizzazione Mondiale della Sanità (OMS). (2019). *Prodotti medici sub-standard e falsificati: una tabella di marcia per il rafforzamento dei sistemi di garanzia della qualità*. Ginevra: OMS. https://www.who.int/publications/i/item/9789241515464

Organizzazione mondiale del commercio (OMC). (2022). *Commercio e salute pubblica: la risposta dell'OMC alla pandemia di COVID-19*. Ginevra: OMC. https://www.wto.org

Capitolo 9: Il mercato grigio come rischio per la sicurezza- stabilità dell'offerta e vulnerabilità alle crisi

9.1 Catene di fornitura globali in conflitto tra efficienza e vulnerabilità

La produzione farmaceutica moderna è dominata da catene di approvvigionamento transnazionali la cui architettura è progettata per l'efficienza, l'ottimizzazione dei costi e la specializzazione. I principi attivi vengono prodotti in un luogo, lavorati galenicamente in un altro e infine esportati come prodotto finito in mercati lontani. Questa struttura offre vantaggi economici, ma allo stesso tempo crea una vulnerabilità sistemica alle interruzioni, siano esse dovute a conflitti geopolitici, disastri naturali, pandemie, colli di bottiglia logistici o misure protezionistiche.

Il mercato grigio aumenta questa vulnerabilità perché opera al di fuori di una sicurezza di approvvigionamento istituzionalizzata. I contratti di fornitura ufficiali, i piani di approvvigionamento nazionali, le riserve strategiche e i sistemi di allerta precoce non rilevano i flussi del mercato grigio. Ciò comporta una mancanza di trasparenza, rende difficile la previsione della domanda e può contribuire a far sì che i farmaci scarsi finiscano in luoghi dove sono meno urgenti, mentre le regioni critiche rimangono a mani vuote.

Ciò diventa particolarmente grave nelle situazioni di emergenza. La pandemia COVID-19 ha dimostrato quanto sia fragile l'approvvigionamento internazionale di farmaci. I blocchi in Cina hanno portato all'interruzione della produzione di molti principi attivi, l'India ha imposto restrizioni all'esportazione di paracetamolo, antibiotici e farmaci antivirali e in Europa sono stati imposti divieti nazionali di esportazione su dispositivi di protezione e farmaci. Questa costellazione ha dato vita a un massiccio mercato grigio, alimentato da avanzi di magazzino, vecchie scorte e prodotti di magazzino acquistati in modo non ufficiale. Il risultato è stato una ridistribuzione basata sul prezzo piuttosto che sull'urgenza, con effetti talvolta drammatici sui gruppi di popolazione vulnerabili.

9.2 Il mercato grigio come fattore di disturbo sistemico della sicurezza nazionale degli approvvigionamenti

La stabilità di un sistema di approvvigionamento farmaceutico si basa su una serie di prerequisiti interconnessi: una precisa valutazione della domanda, impegni di fornitura affidabili, magazzini trasparenti, scorte coordinate dallo Stato, reti di distribuzione funzionanti e strutture di prezzo coerenti. Il mercato grigio mina questi principi su più livelli contemporaneamente.

In primo luogo, la tracciabilità dell'effettivo volume di mercato è indebolita. Se i prodotti circolano al di fuori dei canali di distribuzione ufficiali, le autorità nazionali non possono né registrare in modo affidabile il numero di unità disponibili nel Paese né riconoscere con precisione i colli di bottiglia in una fase iniziale. Di conseguenza, anche i sistemi di monitoraggio automatico, ad esempio basati sui volumi degli ordini elettronici o sui dati delle prescrizioni, diventano imprecisi. Questa mancanza di trasparenza ostacola misure di intervento mirate, come le importazioni di emergenza, la ridistribuzione o l'approvvigionamento coordinato a livello statale.

Un secondo effetto riguarda la destabilizzazione delle scorte pianificate. Molti Paesi stabiliscono livelli minimi di scorte per determinati farmaci, sia per gli ospedali che per i grossisti o le aziende farmaceutiche. Tuttavia, se contemporaneamente si verificano esportazioni dal mercato grigio, le scorte ufficiali possono esaurirsi rapidamente, senza che le autorità regolatorie o organizzative se ne accorgano per tempo. Ciò riguarda in particolare i farmaci a basso margine o a bassa rotazione che non sono economicamente interessanti da immagazzinare, come ad esempio gli antibiotici rari, gli antidoti o i preparati speciali per la terapia intensiva e l'emergenza.

Una terza area problematica risiede nella logica della sostituzione: se i prodotti regolari non sono disponibili, le strutture mediche sono costrette a ricorrere ai prodotti del mercato grigio. Spesso, però, questa sostituzione non è sottoposta ad alcun test medico-scientifico, in quanto vengono utilizzati prodotti bioequivalenti ma incompatibili dal punto di vista normativo. Ciò non solo mette a repentaglio la sicurezza del trattamento, ma può anche comportare problemi di responsabilità in caso di effetti collaterali o fallimenti del trattamento.

9.3 Esempi di instabilità indotta dal mercato grigio: uno sguardo alla pratica

Numerosi esempi reali illustrano i rischi derivanti da canali di commercio grigio non controllati. In Grecia, ad esempio, negli anni successivi alla crisi finanziaria si sono verificate massicce carenze di medicinali, in quanto i grossisti hanno esportato quantità significative in altri Paesi dell'UE per approfittare delle differenze di prezzo. Il risultato è stato una grave carenza di antiepilettici, farmaci antitumorali e insulina, nonostante un'offerta formalmente regolamentata.

In Venezuela, il tetto ai prezzi dei farmaci imposto dallo Stato ha fatto sì che le importazioni legali non si concretizzassero. Il gap di approvvigionamento è stato sempre più coperto dalle forniture del mercato grigio, spesso attraverso le rotte del contrabbando dalla Colombia o dal Brasile. La qualità di questi prodotti è spesso poco chiara, le condizioni di conservazione non sono controllate e la sicurezza dei pazienti è difficilmente garantita.

Negli ultimi anni, inoltre, si sono verificati sempre più spesso colli di bottiglia in Germania. Sebbene molte carenze siano dovute a strozzature della produzione globale, anche le riesportazioni dalla Germania hanno svolto un ruolo importante. Importatori paralleli e grossisti hanno approfittato di condizioni di acquisto favorevoli per rivendere i farmaci all'estero, con il risultato che, ad esempio, sciroppi per la febbre dei bambini, farmaci antitumorali o antibiotici non erano più disponibili in quantità sufficienti.

Questi esempi chiariscono che il mercato grigio non opera nel vuoto, ma è parte integrante di vere e proprie crisi di approvvigionamento. Esacerba le debolezze esistenti, mina la pianificazione statale e in molti casi sfida la responsabilità politica.

9.4 Lacune normative, deficit di cooperazione e necessità di resilienza strategica

Molti Paesi hanno introdotto misure per contrastare l'instabilità delle forniture causata dal mercato grigio. Queste includono dichiarazioni di esportazione obbligatorie, liste farmaceutiche con divieti di riesportazione, registri nazionali delle carenze, procedure di autorizzazione accelerate in caso di carenza di forniture e incentivi finanziari per la costituzione di scorte di farmaci rari.

Anche piattaforme come la rete europea dei "Capi delle Agenzie per i medicinali" o iniziative dell'OMS come "Medicines shortages and stockouts" contribuiscono alla trasparenza internazionale.

Tuttavia, questi sforzi rimarranno selettivi finché non saranno affiancati da una strategia di resilienza sistemica. Tali strategie devono affrontare diversi livelli: giuridico, organizzativo, economico e tecnologico. È necessario un solido quadro giuridico che definisca le condizioni in cui i farmaci possono essere esportati, sostituiti o procurati in caso di emergenza. Allo stesso tempo, sono necessari centri di coordinamento centrali che abbiano potere decisionale, accesso ai magazzini e diritti di distribuzione in caso di colli di bottiglia.

È inoltre necessario che le scorte strategiche vadano oltre gli interessi puramente economici. La produzione e lo stoccaggio di farmaci critici dovrebbero essere considerati parte dei servizi nazionali di interesse generale e sovvenzionati di conseguenza, anche se non generano alti profitti nel breve periodo. Le aziende farmaceutiche devono essere integrate in questa struttura, ad esempio attraverso l'impegno a una produzione minima o attraverso meccanismi di compensazione statale in caso di eccesso di scorte.

Infine, la tecnologia svolge un ruolo fondamentale. I sistemi di allerta precoce, le analisi della catena di approvvigionamento supportate dall'intelligenza artificiale, la tracciabilità basata su blockchain, i database dei colli di bottiglia in tempo reale e i sistemi di segnalazione internazionali interoperabili potrebbero aiutare a identificare prima l'instabilità indotta dal mercato grigio, a prevenirla o a compensarla in modo mirato. Tuttavia, ciò richiede la standardizzazione delle interfacce, la volontà politica di rilasciare i dati e una chiara struttura di governance.

9.5 Responsabilità internazionale e prevenzione delle crisi basata sulla solidarietà

La stabilità dell'approvvigionamento non è una preoccupazione esclusivamente nazionale, ma un bene pubblico globale. La delocalizzazione dei siti produttivi, il commercio internazionale di principi attivi e la distribuzione transnazionale rendono evidente che nessun Paese può più agire in modo completamente autosufficiente. Proprio per questo è necessario che i Paesi si rendano conto della loro responsabilità condivisa, non solo per evitare emergenze di approvvigionamento nel proprio Paese, ma anche per sostenere i sistemi meno efficienti.

Il mercato grigio mina questa responsabilità consentendo una ridistribuzione asimmetrica in base alla capacità di pagare nelle emergenze. I farmaci non vengono distribuiti dove sono più urgentemente necessari, ma dove possono essere venduti al prezzo più alto. Un simile meccanismo è incompatibile con i principi fondamentali di equità delle cure, salute pubblica e solidarietà internazionale.

Un possibile approccio sarebbe quello di creare meccanismi di solidarietà internazionale, come una riserva controllata dall'OMS per i farmaci di importanza strategica da utilizzare in caso di crisi. Gli obblighi di condivisione delle informazioni, di trasparenza delle scorte e di ridistribuzione coordinata delle stesse potrebbero essere integrati negli accordi sanitari multilaterali.

In definitiva, il mercato grigio non è solo un fenomeno economico, ma un indicatore di una mancanza di resilienza, di una regolamentazione incompleta e di una mancanza di cooperazione internazionale. Se si vuole combatterlo, bisogna affrontarne le cause strutturali, attraverso la prevenzione, la trasparenza, l'equità e la lungimiranza strategica.

9.6   Bibliografia (Capitolo 9)

Bochenek, T., Abilova, V., Alkan, A., Asanin, B., de Miguel Beriain, I., Besovic, Z., ... & Vella Bonanno, P. (2018). Misure sistemiche e quadri legislativi e organizzativi volti a prevenire o mitigare le carenze di farmaci in 28 Paesi europei e dell'Asia occidentale. *Frontiers in Pharmacology*, 8, 942. https://doi.org/10.3389/fphar.2017.00942

Dill, S. e Ahn, S. (2022). La carenza di farmaci negli Stati Uniti: contesto storico, risposte politiche e implicazioni globali. *Globalizzazione e salute*, 18, 15. https://doi.org/10.1186/s12992-022-00801-1

Agenzia europea per i medicinali (EMA). (2022). *Guida alla rilevazione e alla notifica delle carenze di medicinali per uso umano e veterinario*. Amsterdam: EMA. https://www.ema.europa.eu

Gray, A., Manasse, H. R. e Wertheimer, A. I. (2020). Carenza di farmaci: una sfida globale complessa. *Bollettino dell'Organizzazione Mondiale della Sanità*, 98(9), 582-583. https://doi.org/10.2471/BLT.19.253203

Coalizione internazionale delle autorità regolatorie dei medicinali (ICMRA). (2020). *Strategie per mitigare le carenze di farmaci durante la COVID-19: relazione e raccomandazioni.* https://www.icmra.info.

Mazer-Amirshahi, M., Fox, E. R., & Hawley, K. L. (2021). Carenze critiche di farmaci e sicurezza nazionale. *New England Journal of Medicine*, 384(19), 1789-1791. https://doi.org/10.1056/NEJMp2103401

OCSE. (2023). *Resilienza dell'approvvigionamento farmaceutico: migliorare la sicurezza e la sostenibilità della catena di approvvigionamento farmaceutico globale*. Parigi: OECD Publishing. https://doi.org/10.1787/d67ffb7e-en

Sarnak, D. O., Squires, D., Bishop, S., & Rein, A. (2017). *Pagare i farmaci da prescrizione nel mondo: perché gli Stati Uniti sono un'eccezione?* Commonwealth Fund. https://www.commonwealthfund.org

Vogler, S., Fischer, S. e Klusacek, C. (2013). *La carenza di farmaci nei Paesi europei: un'analisi tra più soggetti*. Vienna: Gesundheit Österreich GmbH. https://ppri.goeg.at.

Organizzazione mondiale della sanità (OMS). (2017). *Affrontare la carenza globale di farmaci: Sistema globale di sorveglianza e monitoraggio dell'OMS per i prodotti medici non conformi e falsificati.* Ginevra: OMS. https://www.who.int/publications/i/item/9789241513439

Capitolo 10: Zone d'ombra legali e responsabilità politica

10.1 Il mercato grigio tra legalità, irregolarità e ambiguità strutturale

Il termine "mercato grigio" sfugge a una chiara categorizzazione legale. A differenza delle pratiche chiaramente illegali, come la distribuzione di farmaci contraffatti o la vendita non autorizzata di sostanze vietate, il mercato grigio opera spesso in una zona intermedia: i farmaci in questione sono di solito autentici, spesso approvati - ma non nel Paese di destinazione, oppure non soddisfano i requisiti nazionali di etichettatura, conservazione, distribuzione o approvazione.

In pratica, ciò si traduce in un limbo normativo: i prodotti possono circolare finché non c'è un divieto esplicito, ma allo stesso tempo non esiste un'autorizzazione formale o una licenza di importazione. Molti Paesi hanno regolamenti speciali per le importazioni da parte di privati, regolamenti per i pazienti nominati o per l'importazione di medicinali prescritti dal medico in casi individuali. Queste normative aprono strutturalmente la porta a strutture di mercato grigio gestite sistematicamente, che di fatto commerciano in grandi volumi sotto la veste di importazioni individuali.

Un problema particolare si presenta quando le importazioni parallele regolamentate (esempio all'interno dell'UE) sono legalmente consentite, ma vengono utilizzate da operatori che eludono sistematicamente le condizioni di tali regolamenti, come ad esempio l'imballaggio originale, le caratteristiche di sicurezza o i requisiti di documentazione. Il passaggio dal commercio parallelo legale a un mercato grigio de facto è fluido, il che rende ancora più difficile una precisa demarcazione legale.

10.2 Il commercio farmaceutico internazionale nell'ambito del conflitto tra più sistemi giuridici

Il diritto farmaceutico è uno dei settori del diritto con la maggiore frammentazione e disomogeneità istituzionale a livello mondiale. Questa frammentazione giuridica non è solo un fenomeno marginale di diversità giuridica, ma rappresenta una causa centrale dell'instabilità strutturale e delle zone d'ombra normative nell'offerta internazionale di farmaci - in particolare per quanto riguarda il crescente mercato grigio. Sebbene le linee guida sanitarie dell'Organizzazione Mondiale della Sanità (OMS), l'Accordo sugli aspetti dei diritti di proprietà intellettuale attinenti al commercio (TRIPS) nell'ambito dell'Organizzazione Mondiale del Commercio (OMC) e le raccomandazioni della Conferenza Internazionale sull'Armonizzazione (ICH) forniscano quadri normativi generali, questi vengono interpretati, attuati e applicati in modo molto diverso nelle specifiche prassi legislative ed esecutive dei singoli Paesi.

In nessun altro settore il contrasto tra integrazione economica globale e sovranità normativa nazionale è così evidente come nel diritto farmaceutico. Per ragioni comprensibili, gli Stati si riservano il diritto di decidere autonomamente in merito all'autorizzazione, al monitoraggio, alla regolamentazione dei prezzi e alla distribuzione dei medicinali - una rivendicazione profondamente radicata in questioni di salute pubblica, sicurezza dell'approvvigionamento e interesse nazionale. In pratica, però, questa sovranità porta a una giungla normativa in cui anche prodotti identici devono seguire percorsi normativi completamente diversi per poter essere distribuiti in mercati diversi.

Un esempio di questa tensione è l'Unione Europea. Qui, l'Agenzia Europea dei Medicinali (EMA) fornisce regolamenti uniformi per le procedure di autorizzazione centralizzate, nonché il principio del mutuo riconoscimento delle autorizzazioni nazionali e la libera circolazione delle merci nel mercato interno. Tuttavia, numerosi Stati membri hanno implementato disposizioni nazionali aggiuntive, ad esempio sugli obblighi di traduzione dei foglietti illustrativi, sugli obblighi delle farmacie, sui sistemi di mantenimento dei prezzi o sulle caratteristiche di sicurezza. Questi regolamenti nazionali supplementari portano a una situazione in cui un farmaco che è legalmente in commercio in un Paese dell'UE è formalmente autorizzato in un altro Paese, ma in pratica può essere commercializzato solo con restrizioni o a condizioni aggiuntive. Il risultato è una frammentazione di fatto all'interno di uno spazio giuridico formalmente armonizzato, con effetti considerevoli sulla logistica, sui prezzi, sulla tracciabilità e, in ultima analisi, sulla sicurezza dell'approvvigionamento.

La situazione a livello globale è ancora più complessa e di vasta portata. Mentre nei Paesi altamente sviluppati come gli Stati Uniti, il Giappone o la Germania i medicinali devono essere sottoposti a procedure di autorizzazione, test e monitoraggio complete e spesso articolate in più fasi - tra cui prove di efficacia clinica, piani di farmacovigilanza, certificati di produzione e audit di qualità - in molti Paesi del Sud globale sono sufficienti soglie significativamente più basse. In molti Paesi dell'Africa, dell'America Latina e del Sud-Est asiatico, ad esempio, è sufficiente una registrazione basata sulle liste di riferimento dell'OMS e, in alcuni casi, è sufficiente una semplice autodichiarazione del produttore sulla sicurezza e la qualità del prodotto. In pratica, ciò significa che farmaci con documentazione inadeguata, formulazioni diverse o provenienti da impianti di produzione non certificati possono essere immessi sul mercato, spesso utilizzando deregolamentazioni formali o di fatto nel Paese di destinazione.

Queste disparità normative vengono deliberatamente sfruttate dagli operatori del mercato grigio. I farmaci vengono acquistati preferibilmente in Paesi con controlli deboli sulle autorizzazioni e bassi livelli di prezzo, per poi rivenderli con profitto in mercati con una struttura di prezzi elevata e una minore disponibilità. La logica economica di questa pratica è comprensibile - corrisponde a un classico modello di arbitraggio - ma dal punto di vista legale ed etico è molto ambivalente. Da un lato, è almeno parzialmente legittimata dagli accordi commerciali internazionali, in particolare dal principio della libera circolazione dei beni e dei diritti di proprietà previsto dai TRIPS. Dall'altro, entra in conflitto con la legislazione farmaceutica nazionale, soprattutto se i farmaci importati non soddisfano tutti i requisiti di sicurezza o se la loro diversione aggrava le strozzature di approvvigionamento nei Paesi di origine.

Questi conflitti sollevano questioni fondamentali di diritto internazionale, per le quali non esistono attualmente adeguati meccanismi istituzionali o normativi di risoluzione. Né l'OMS né l'OMC dispongono di strumenti di applicazione per garantire standard minimi vincolanti o per risolvere sistematicamente i conflitti farmaceutici transfrontalieri. Anche le giurisdizioni sovranazionali come la Corte di Giustizia Europea (CGE) o gli organi di arbitrato internazionale dell'OMC non hanno ancora sviluppato una linea uniforme su come affrontare i flussi di farmaci del mercato grigio, ad esempio nella tensione tra libertà economica, protezione della salute pubblica e diritto commerciale internazionale.

Questo vuoto normativo rafforza la vulnerabilità strutturale del mercato farmaceutico alle dinamiche del mercato grigio. Senza un insieme di regole chiaramente definite e riconosciute a livello internazionale sugli standard minimi per l'autorizzazione, la tracciabilità, la distribuzione e il controllo dei medicinali, la frammentazione persisterà, con il risultato che le strategie del mercato grigio non solo continueranno a esistere, ma diventeranno ancora più differenziate in condizioni di digitalizzazione globale, logistica mobile e modelli di distribuzione algoritmici.

Un approccio sostenibile a questo problema richiede quindi un'iniziativa multilaterale per standardizzare i principi centrali del diritto farmaceutico - non nel senso di una completa denazionalizzazione, ma nel senso di requisiti minimi comuni, sistemi di valutazione del rischio armonizzati e un meccanismo vincolante di risoluzione dei conflitti. Solo su questa base potremo riuscire a creare un sistema farmaceutico funzionante a livello globale, ma equamente distribuito e non più strutturalmente esposto ai rischi del mercato grigio.

10.3 Attribuzione non chiara e mancanza di indirizzabilità legale

La complessità del panorama degli attori nel mercato grigio internazionale dei medicinali comporta notevoli sfide nell'attribuzione legale di responsabilità e responsabilità. A differenza del commercio farmaceutico regolamentato, in cui i ruoli e gli obblighi lungo la catena di fornitura - dal produttore all'importatore e dal grossista alla farmacia - sono chiaramente definiti e tutelati giuridicamente, il mercato grigio è caratterizzato da un elevato grado di intrasparenza, confusione di ruoli e confusioni normative. Questa mancanza di trasparenza non è una semplice circostanza di contorno, ma una componente funzionale del sistema, in quanto rende molto più difficile la rintracciabilità, il monitoraggio e le sanzioni, sia in ambito civile che penale.

Una caratteristica centrale di questo problema è la perdita di una chiara catena di responsabilità lungo la struttura di fornitura. I prodotti del mercato grigio passano spesso attraverso una serie di fasi intermedie in cui vengono riconfezionati, rietichettati, trasferiti ad altri lotti o stoccati temporaneamente nei cosiddetti magazzini di consolidamento. Il collegamento diretto con il distributore originale, cioè il produttore o il primo punto vendita, spesso si perde nel processo. Anche le condizioni di stoccaggio e trasporto sono raramente documentate in modo standardizzato, il che comporta notevoli rischi per la qualità e l'efficacia, in particolare nel caso di medicinali sensibili alla temperatura o alla salute.

Da un punto di vista legale, questo porta a una situazione in cui i meccanismi tradizionali di responsabilità non sono applicabili. La legge sulla responsabilità per danno da prodotto - ad esempio in conformità alla Direttiva UE sulla responsabilità per danno da prodotto - presuppone l'identificabilità del produttore o di un importatore con sede nell'UE. Se non è possibile determinarlo chiaramente, ad esempio perché un farmaco proviene da un Paese terzo senza un rappresentante europeo registrato, in molti casi non si applica la responsabilità prevista dalla normativa vigente. La protezione dei consumatori - in particolare attraverso il richiamo dei prodotti, le segnalazioni di reazioni avverse o i risarcimenti - viene così di fatto annullata. Anche la possibilità di adottare misure di farmacovigilanza mirate viene meno se i prodotti in questione non sono inclusi nelle banche dati nazionali o non sono soggetti ai consueti canali di segnalazione.

Queste lacune hanno conseguenze concrete sulla sicurezza dei pazienti. Ad esempio, i farmaci che sono risultati avere gravi effetti collaterali in altri Paesi possono continuare a circolare in modo incontrollato attraverso canali di distribuzione informali, senza che le autorità di controllo nazionali ne vengano a conoscenza o possano intervenire di conseguenza. Anche i richiami - ad esempio in caso di impurità, errori di produzione o contraffazioni - spesso falliscono per mancanza di tracciabilità, soprattutto se il prodotto in questione è stato rietichettato più volte o distribuito attraverso uomini di paglia.

Il problema è reso ancora più grave dall'emergere di nuove forme digitali di distribuzione, che finora non sono state sufficientemente integrate nel sistema del diritto farmaceutico. Le piattaforme digitali - come le farmacie online, i mercati transfrontalieri, i servizi di approvvigionamento farmaceutico specializzati o persino le reti basate sui social media - stanno assumendo un ruolo centrale nella distribuzione, senza essere classificate come distributori farmaceutici nel senso giuridico. Offrono funzioni di ricerca, comparazione dei prezzi, elaborazione degli ordini, dei pagamenti e talvolta anche della logistica di magazzino, senza possedere o distribuire i prodotti stessi, e quindi spesso sfuggono alla supervisione normativa diretta.

Anche le società di logistica - come i servizi di corriere espresso e di corriere globale - nonché i fornitori di servizi di pagamento e di hosting svolgono funzioni fondamentali all'interno della catena del valore. Tuttavia, il loro ruolo giuridico è stato finora poco chiarito. Non agiscono come produttori, rivenditori o farmacie, ma svolgono comunque compiti indispensabili nella distribuzione. Ne consegue una zona grigia dal punto di vista legale, in cui i principali attori del moderno commercio farmaceutico operano di fatto al di fuori del quadro normativo.

Questi sviluppi rendono evidente che una regolamentazione efficace del mercato grigio non può funzionare con le categorie e i modelli di responsabilità esistenti. È piuttosto necessario un ampliamento fondamentale degli strumenti normativi. È necessario creare nuove categorie di operatori di mercato, come gli "intermediari farmaceutici digitali", i "servizi di piattaforma farmaceutica" o gli "intermediari logistici farmaceutici", che devono adempiere a obblighi specifici in materia di trasparenza, garanzia di qualità, tracciabilità e gestione del rischio, anche se non producono o distribuiscono materialmente i medicinali.

Tali riassegnazioni normative dovrebbero inoltre essere coordinate a livello internazionale per evitare strategie di elusione attraverso Paesi terzi o piattaforme offshore. La responsabilità legale per la sicurezza dei farmaci non deve finire alla frontiera, ma deve comprendere l'intero ciclo di vita digitale e fisico di un prodotto. Ciò include anche chiarimenti negli accordi internazionali, ad esempio sulla responsabilità degli operatori delle piattaforme ai sensi della legislazione farmaceutica, sulla trasmissione dei dati nelle transazioni, sull'obbligo di rivelare i fornitori e sul rispetto degli standard di sicurezza da parte dei fornitori di servizi esterni.

Senza una nuova regolamentazione sistematica, il mercato grigio rimane un fenomeno difficile da comprendere in termini legali, che si muove tra le norme esistenti, sfugge alla loro logica e mina sempre più i principi della sicurezza dei farmaci e della responsabilità legale. Solo un ampliamento olistico del quadro normativo, basato su nuove definizioni di attori, principi di responsabilità internazionale e tracciabilità tecnologica, può colmare questo gap strutturale.

10.4 Inazione politica, compromessi economici e inerzia normativa

Il dibattito politico sul mercato grigio è inadeguato in molti Paesi. Sebbene il problema venga occasionalmente affrontato - ad esempio in relazione alla carenza di farmaci o al crescente commercio online - manca ancora una strategia globale per affrontare il fenomeno in modo legale. Ciò è dovuto non da ultimo alla funzione economicamente ambivalente del mercato grigio: Da un lato destabilizza i sistemi di approvvigionamento regolamentati, dall'altro offre potenziali risparmi e soluzioni di approvvigionamento a breve termine.

Anche i conflitti ideologici giocano un ruolo: mentre le posizioni economiche liberali tendono a favorire la liberalizzazione del mercato, il commercio parallelo e la concorrenza, quelle orientate alla politica sanitaria sottolineano la necessità di una chiara regolamentazione, di una garanzia di qualità e di un controllo statale. Il risultato è una paralisi politica, con proposte normative che spesso falliscono a causa di interessi lobbistici, questioni di giurisdizione federale o libertà fondamentali ai sensi del diritto europeo.

Anche la cooperazione internazionale è deficitaria. Sebbene il commercio farmaceutico sia da tempo globalizzato, non esistono quasi accordi vincolanti che regolino in modo uniforme la gestione transfrontaliera dei prodotti che circolano sul mercato grigio. Anche nell'Unione Europea, i sistemi di riconoscimento reciproco e di monitoraggio delle importazioni parallele non sono completamente armonizzati. A livello globale, le iniziative dell'OMS o gli accordi dell'OMC sono in gran parte volontari o limitati alla consultazione.

Questa inerzia normativa fa sì che le strutture del mercato grigio continuino ad affermarsi, spesso al di sotto del controllo politico. Le misure nazionali rimangono isolate, frammentate e reattive. È urgente trovare soluzioni cooperative, multilaterali e sistemiche.

10.5 Bibliografia (Capitolo 10)

Bate, R. e Boateng, K. (2017). Cattiva medicina sul mercato: valutazione dell'ambiente normativo globale. *Politica e pianificazione sanitaria*, 32(1), 146-152.
https://doi.org/10.1093/heapol/czw095

Faunce, T. A. e Lexchin, J. (2007). Accesso ai farmaci e accordo TRIPS dell'OMC: le licenze obbligatorie sono una strategia valida? *Journal of Law, Medicine & Ethics*, 35(2), 199-211. https://doi.org/10.1111/j.1748-720X.2007.00126.x

Fink, C. (2005). Entrare nel mercato farmaceutico globale: quadri normativi e commercio parallelo nei Paesi in via di sviluppo. *Documento di lavoro della Banca Mondiale sulla ricerca politica n. 3199.* https://documents.worldbank.org

Ho, C. M. (2011). *L'accesso alla medicina nell'economia globale: gli accordi internazionali sui brevetti e i diritti connessi*. Oxford University Press.

Muzaka, V. (2011). *La politica dei diritti di proprietà intellettuale e l'accesso ai farmaci*. Palgrave Macmillan.

Ramaiah, K. V. (2012). Implicazioni legali della regolamentazione dei farmaci in India: tra interesse pubblico e liberalizzazione del commercio. *Indian Journal of Medical Ethics*, 9(1), 22-25. https://doi.org/10.20529/IJME.2012.007

Rodwin, M. A. (2010). Conflitti di interesse, corruzione istituzionale e farmaceutica: un'agenda per la riforma. *Journal of Law, Medicine & Ethics*, 38(3), 476-490. https://doi.org/10.1111/j.1748-720X.2010.00506.x

Organizzazione Mondiale della Sanità (OMS). (2019). *Linee guida dell'OMS sulle politiche nazionali dei prezzi dei prodotti farmaceutici*. Ginevra: OMS. https://www.who.int/publications/i/item/9789240011875

Organizzazione mondiale del commercio (OMC). (2022). *Accordo TRIPS e salute pubblica: panoramica e sviluppi recenti.* Ginevra: OMC. https://www.wto.org

Zhou, Y. (2020). Regolamentare le farmacie online: una prospettiva globale per affrontare il mercato grigio. *Journal of Law and the Biosciences*, 7(1), lsaa033.
https://doi.org/10.1093/jlb/lsaa033

Capitolo 11: Il futuro del commercio farmaceutico tra logica di mercato, regolamentazione ed etica dell'offerta

11.1 Il mercato grigio come indicatore e amplificatore di contraddizioni sistemiche

Il mercato farmaceutico grigio non è solo un fenomeno legale marginale o un problema logistico. È piuttosto l'espressione di contraddizioni strutturali più profonde che caratterizzano il sistema farmaceutico globale. Esiste un divario sistemico tra l'obiettivo della fornitura universale di farmaci sicuri, efficaci e a prezzi accessibili e la realtà di mercati frammentati, normative asimmetriche e interessi economici acquisiti. Il mercato grigio opera proprio in questo divario e non scomparirà semplicemente in futuro, ma cambierà, si adatterà e assumerà nuove forme in base alle condizioni digitali, geopolitiche ed economiche.

Le crescenti incertezze geopolitiche, i crescenti colli di bottiglia nell'approvvigionamento, la delocalizzazione della produzione farmaceutica in regioni extraeuropee, l'aumento dei prezzi dei farmaci nel segmento di prezzo elevato e il crescente potere dei canali di distribuzione digitali fanno sì che i meccanismi di mercato regolari non siano più sufficientemente stabili e affidabili in molte aree. Il mercato grigio offre quindi agli attori a tutti i livelli - produttori, intermediari, grossisti, fornitori di piattaforme, ma anche pazienti - opzioni alternative di azione. Queste sono spesso problematiche dal punto di vista legale, etico e dell'approvvigionamento, ma appaiono funzionali nel breve periodo. La sfida consiste nell'incanalare questo vantaggio funzionale in canali istituzionali a lungo termine, senza rinunciare al controllo statale e alla governance orientata al benessere pubblico.

11.2 I prodotti farmaceutici tra carattere merceologico e bene pubblico: conflitto normativo di obiettivi

La questione se i farmaci debbano essere considerati principalmente come beni economici o come beni sanitari essenziali avrà un impatto fondamentale sulla futura organizzazione del commercio farmaceutico. Il mercato grigio beneficia di un vuoto normativo che deriva proprio da questa indecisione normativa. La natura merceologica dei farmaci consente meccanismi di mercato, arbitraggio e differenziazione dei prezzi. Allo stesso tempo, le costituzioni nazionali e le organizzazioni internazionali - dall'OMS alle Nazioni Unite - sanciscono il diritto all'accesso ai farmaci essenziali, indipendentemente dalla capacità di pagamento, dall'origine o dalla struttura del mercato.

Questo dualismo ha effetti di vasta portata su tutte le dimensioni del commercio farmaceutico: sulla politica dei prezzi, sui sistemi di rimborso, sui regolamenti di importazione, sugli standard di autorizzazione, sulla politica fiscale e sul diritto commerciale. Le aree grigie del mercato grigio sorgono non da ultimo quando questi conflitti di standard non vengono affrontati politicamente, ma sono tacitamente tollerati. Finché i farmaci saranno trattati come un prodotto del settore privato con aspettative di profitto, la loro integrazione sistemica in un'offerta completa, equa e resistente sarà possibile solo in misura limitata.

Un modello sostenibile deve superare questa dicotomia. Ciò richiede una classificazione differenziata dei beni, in cui i farmaci vitali e alcuni gruppi di principi attivi siano trattati come beni pubblici regolamentati, mentre altri farmaci rimangano autorizzati come prodotti competitivi. Questo principio potrebbe creare una separazione giuridicamente chiara tra farmaci liberamente commerciabili e preparati critici per l'approvvigionamento, con regole chiare per l'esportazione, la sostituzione, il commercio parallelo e la gestione delle crisi. Il mercato grigio potrebbe quindi essere limitato a quei segmenti in cui rimane giustificabile dal punto di vista medico ed economicamente controllabile.

11.3 Trasformazioni tecnologiche: Potenzialità e ambivalenze della digitalizzazione

Le tecnologie digitali stanno per trasformare radicalmente il commercio farmaceutico globale e con esso le condizioni in cui opera il mercato grigio. Questo sviluppo porta con sé sia nuove opportunità che rischi considerevoli. La digitalizzazione può contribuire a migliorare la trasparenza, la sicurezza e la tracciabilità lungo l'intera filiera farmaceutica. Allo stesso tempo, crea nuove opportunità per le forme di distribuzione non ufficiali, che sfuggono in gran parte alla tradizionale regolamentazione statale a causa della loro struttura decentrata, dell'elevato livello di automazione e delle dinamiche transnazionali. La digitalizzazione apre quindi una duplice prospettiva piuttosto che una chiara: è sia uno strumento di stabilizzazione che un catalizzatore per la dissoluzione dei confini.

In termini di rafforzamento normativo, si sta aprendo un'ampia gamma di potenzialità tecnologiche. I sistemi di catena di approvvigionamento basati su blockchain consentono di documentare in modo ininterrotto e a prova di manomissione ogni movimento di un farmaco, dal processo di produzione alla vendita all'ingrosso e alla distribuzione alla farmacia o al paziente. Integrati da procedure elettroniche di track-and-trace, i numeri di serie, le informazioni sull'origine e le condizioni di trasporto possono essere registrati in tempo reale e sincronizzati con i database internazionali. La documentazione digitalizzata dei lotti non solo facilita i richiami e i controlli di qualità, ma può anche essere collegata automaticamente a indicatori di rischio.

L'intelligenza artificiale offre ulteriori opportunità per identificare potenziali flussi di mercato grigio attraverso il riconoscimento di modelli, l'apprendimento automatico e l'analisi predittiva. Ad esempio, quando movimenti insoliti dell'offerta, variazioni improvvise dei prezzi o volumi di importazione atipici indicano un intervento sistemico nella catena di approvvigionamento regolare. Le piattaforme internazionali per la previsione della domanda in tempo reale potrebbero consentire di riconoscere tempestivamente i colli di bottiglia e di compensarli in modo controllato prima che i fornitori non ufficiali approfittino della domanda risultante. Gli strumenti di monitoraggio basati sul cloud potrebbero fornire una panoramica permanente dei livelli delle scorte, delle rotte di trasporto e delle reti di distribuzione, creando così non solo trasparenza, ma anche rafforzando la capacità di risposta delle autorità.

Tuttavia, la trasformazione digitale non è affatto un controllo unilaterale, ma sta anche creando nuove forme di mercato grigio - più sottili, più veloci, più frammentate e più difficili da controllare rispetto al passato. Il commercio elettronico globale sta creando canali di distribuzione transfrontalieri in cui i farmaci vengono scambiati attraverso piattaforme decentralizzate, rivenditori online specializzati o reti non ufficiali. Gli scambi di prescrizioni digitali permettono di aggirare i tradizionali obblighi di prescrizione, ad esempio attraverso diagnosi a distanza controllate da algoritmi, certificati medici falsificati o fornitori di servizi internazionali con sede in giurisdizioni liberali. Le criptovalute e altri mezzi di pagamento anonimi rendono più difficile la tracciabilità delle transazioni e le sottraggono alla vigilanza finanziaria tradizionale. La logistica di spedizione automatizzata consente inoltre agli operatori più piccoli di entrare nei mercati globali con un impiego minimo di risorse, in alcuni casi anche senza un proprio magazzino, grazie a modelli di "dropshipping" o all'utilizzo di una logistica di magazzino distribuita nel cloud.

Questo nuovo panorama del mercato grigio non è solo più difficile da comprendere, ma anche più impegnativo dal punto di vista legale. Le categorie tradizionali come "produttore", "grossista" o "importatore" non sono più applicabili in un ambiente in cui le piattaforme digitali agiscono come intermediari, operatori, fornitori di servizi e logisti allo stesso tempo, ma senza essere esse stesse farmaceuticamente attive. Le barriere all'ingresso nel mercato stanno diminuendo, mentre aumenta la complessità dell'attribuzione di responsabilità. Le violazioni delle normative farmaceutiche sono più difficili da dimostrare, soprattutto perché molte transazioni avvengono attraverso giurisdizioni internazionali, operatori anonimi e canali di comunicazione criptati.

In questo contesto, la sfida principale dei prossimi anni sarà quella di comprendere i sistemi digitali non solo come tecnologie di controllo, ma di integrarli in un sistema globale di governance della sanità. Ciò richiede non solo infrastrutture tecniche e standard interoperabili, ma anche risposte legislative e istituzionali innovative. Ad esempio, sono necessarie regole chiare sulla responsabilità dei prodotti digitali: chi è responsabile se un farmaco ordinato online è contraffatto o contaminato? Chi è responsabile in caso di guasto del sistema della piattaforma? Inoltre, è necessario sviluppare una normativa specifica sulle piattaforme che imponga alle piattaforme farmaceutiche obblighi simili a quelli che attualmente si applicano ai servizi di pagamento, alle farmacie o alle società di logistica, tra cui obblighi di registrazione, obblighi di rendicontazione, analisi dei rischi e accesso alle ispezioni da parte delle autorità.

Un altro aspetto fondamentale è l'accesso ai dati. Le autorità di regolamentazione devono avere diritti di accesso legalmente sanciti ai dati relativi al commercio, alle spedizioni e alle transazioni, nel rispetto della protezione dei dati, ma con la possibilità di riconoscere e prevenire strutture illegittime. Inoltre, la cooperazione intersettoriale deve essere istituzionalizzata. Le autorità sanitarie, le autorità di vigilanza doganale e commerciale, le autorità di regolamentazione informatica, gli operatori delle piattaforme e le aziende farmaceutiche devono sviluppare e gestire congiuntamente sistemi di allerta digitale.

Se questa prospettiva integrativa non viene attuata in tempo, c'è il rischio che il mercato grigio si sposti dalla sfera fisica a quella digitale, con la conseguenza che i meccanismi di controllo tradizionali raggiungeranno finalmente i loro limiti. In un mondo globalmente connesso in rete, in cui l'assistenza sanitaria è sempre più organizzata digitalmente, anche l'integrità della fornitura farmaceutica è un bene digitale, che può essere protetto solo se i sistemi tecnici, legali e politici sono coerentemente interconnessi.

Il mercato grigio digitale non è solo una minaccia, ma una pietra di paragone per l'adattabilità dei moderni Stati regolatori e un campanello d'allarme per la riprogettazione della governance sanitaria globale nell'era digitale.

11.4 Bibliografia (Capitolo 11)

Attaran, A. (2015). Fermare l'omicidio per via medica: introduzione del modello di legge sul crimine in medicina. *American Journal of Law & Medicine*, 41(4), 525-544. https://doi.org/10.1177/0098858815619786

Chokshi, D. A. e Kesselheim, A. S. (2008). Ripensare l'accesso globale ai farmaci. *Rapporto del Centro Hastings*, 38(2), 15-17. https://doi.org/10.1353/hcr.0.0004

Cockburn, I. M., Lanjouw, J. O., & Schankerman, M. (2016). Disposizioni sull'esclusività brevettuale e regolatoria: il loro ruolo nell'innovazione e nell'accesso ai farmaci. *Health Affairs*, 35(2), 264-270. https://doi.org/10.1377/hlthaff.2015.1080

Faden, R. R., Chalkidou, K., Appleby, J., Waters, H. R., & Leider, J. P. (2019). Farmaci costosi: garantire l'accesso, controllare i costi e sostenere l'innovazione. *Health Affairs*, 38(3), 399-405. https://doi.org/10.1377/hlthaff.2018.05145

Gostin, L. O. e Friedman, E. A. (2020). L'imperativo etico di ridurre l'onere globale dei farmaci non sicuri. *The Lancet Global Health*, 8(5), e619-e620. https://doi.org/10.1016/S2214-109X(20)30119-1

Kapczynski, A. (2014). Il costo del prezzo: perché e come superare l'internalismo della proprietà intellettuale. *UCLA Law Review*, 59(4), 970-1025.

Moon, S., Bermudez, J., & 't Hoen, E. (2012). Innovazione e accesso ai farmaci per le popolazioni trascurate: un trattato potrebbe risolvere il problema della rottura del sistema di R&S farmaceutico? *PLoS Medicine*, 9(5), e1001218. https://doi.org/10.1371/journal.pmed.1001218

Nayyar, G. M., Breman, J. G., Newton, P. N., & Herrington, J. (2012). Farmaci antimalarici di scarsa qualità nel sud-est asiatico e nell'Africa sub-sahariana. *The Lancet Infectious Diseases*, 12(6), 488-496. https://doi.org/10.1016/S1473-3099(12)70064-6

Forum economico mondiale (WEF). (2022). *Dare forma al futuro della salute e dell'assistenza sanitaria: un quadro per sistemi farmaceutici resilienti e basati sul valore*. Ginevra: WEF. https://www.weforum.org

Organizzazione Mondiale della Sanità (OMS). (2021). *Etica e governance dell'intelligenza artificiale per la salute: guida dell'OMS*. Ginevra: OMS. https://www.who.int/publications/i/item/9789240029207

Capitolo 12: Strategie internazionali

12.1 Il mercato grigio come espressione del deficit normativo globale

Il mercato grigio internazionale dei farmaci non è tanto un settore criminale nel senso tradizionale del termine, quanto piuttosto il risultato di gravi carenze normative all'interno dell'architettura farmaceutica globale. Nasce sistematicamente laddove si incontrano differenze normative, squilibri economici e lacune istituzionali. Le strategie nazionali, per quanto differenziate e determinate, raggiungono regolarmente i loro limiti quando si tratta di controllare i flussi transfrontalieri di farmaci.

La logica economica dell'arbitraggio globale, la disponibilità di mezzi di distribuzione digitali, l'inadeguata armonizzazione degli standard di sicurezza e la mancanza di fatto di trasparenza nelle catene logistiche rendono il mercato grigio un problema strutturale che non può essere contenuto da controlli selettivi o da misure nazionali. È invece necessario un concetto strategico globale che integri sistematicamente le dimensioni di politica economica, sanitaria, normativa ed etica e che sia ancorato a livello internazionale.

12.2 Le istituzioni internazionali: Compiti, deficit e approcci di riforma

Un elemento centrale di qualsiasi strategia lungimirante ed efficace per arginare il mercato grigio globale dei farmaci è la cooperazione multilaterale, in una forma che vada oltre il semplice scambio di informazioni e il supporto tecnico. Mentre istituzioni come l'Organizzazione Mondiale della Sanità (OMS), l'Organizzazione Mondiale del Commercio (OMC), l'Ufficio delle Nazioni Unite contro la Droga e il Crimine (UNODC) e l'Interpol stanno già affrontando alcuni aspetti del problema, manca ancora un organo di indirizzo globale coerente, assertivo e istituzionalmente legittimato. Il mercato grigio prospera soprattutto laddove le responsabilità internazionali sono diffuse, i quadri giuridici sono incoerenti e le competenze operative sono limitate. Pertanto, può essere combattuto efficacemente solo nell'ambito di un organismo multilaterale integrativo ed efficace.

L'OMS svolge un ruolo centrale, ma non adeguatamente attrezzato, in questo contesto. Con il "Global Surveillance and Monitoring System for Substandard and Falsified Medical Products", dispone di un sistema di allerta precoce consolidato che fornisce importanti contributi all'identificazione dei pericoli. Tuttavia, il suo effetto è limitato alla raccolta e alla diffusione di informazioni. L'applicazione degli standard, l'imposizione di sanzioni o il coordinamento istituzionalizzato di misure transfrontaliere esulano dal mandato e dalle capacità operative dell'OMS. Questa limitazione è dovuta a ragioni strutturali: In quanto organizzazione intergovernativa, l'OMS dipende dai contributi volontari e dalla costruzione del consenso politico; non dispone di meccanismi coercitivi o sanzionatori, né dello spessore amministrativo per interventi esecutivi nel mercato farmaceutico globale.

L'OMC, in particolare attraverso l'Accordo TRIPS (Trade-Related Aspects of Intellectual Property Rights), ha anche un'influenza indiretta sulla fornitura di farmaci, ad esempio attraverso regolamenti sulla protezione dei brevetti, sull'accessibilità del mercato o sulle licenze obbligatorie. Tuttavia, anche in questo caso è chiaro che i conflitti di interesse politico e il protezionismo economico bloccano regolarmente lo sviluppo di standard commerciali equi e orientati alla salute. L'OMC è principalmente un forum per gli interessi economici, ma non un'autorità con un ruolo primario per la salute o il paziente.

Organizzazioni come l'UNODC o l'Interpol forniscono un contributo importante nel settore della criminalità farmaceutica, ad esempio nell'individuazione di prodotti contraffatti, nel perseguimento di siti di produzione illegali o nel coordinamento di azioni penali transfrontaliere. Tuttavia, strutturalmente operano solo alla periferia del mercato grigio, che spesso opera in aree grigie dal punto di vista legale, con rotte commerciali illegali poco chiare e responsabilità incomplete - e quindi al di fuori dell'attenzione delle tradizionali agenzie di contrasto.

Ciò che manca finora è un organismo internazionale vincolante con un mandato chiaro che possa agire in qualità di standard, coordinamento ed esecuzione. Tale organismo non dovrebbe limitarsi a formulare raccomandazioni, ma avere anche potere normativo: Dovrebbe stabilire standard internazionali per la definizione e la classificazione dei farmaci del mercato grigio, sviluppare meccanismi di controllo globali, promuovere l'armonizzazione a livello tecnico, legale e istituzionale, sanzionare le violazioni e fungere da piattaforma per meccanismi di compensazione solidale, come attraverso modelli di prezzi equi, pool farmaceutici o fondi di aiuto.

Allo stesso tempo, tale organismo dovrebbe essere multidimensionale. Non dovrebbe riflettere solo prospettive mediche o legali, ma dovrebbe integrare anche contesti economici, standard dei diritti umani, principi etici e asimmetrie di potere geostrategiche. Il controllo del commercio internazionale di prodotti farmaceutici non può più basarsi solo su criteri di politica economica o di sicurezza, ma deve riconoscere la salute come bene pubblico globale - con tutte le sue conseguenze normative e strutturali. Ciò richiede un'architettura istituzionale in grado di agire sia in modo preventivo che reattivo: in modo preventivo attraverso analisi tempestive dei bisogni, integrazione internazionale dei dati e consulenza normativa; in modo reattivo attraverso poteri concreti di intervento in caso di violazioni, ad esempio attraverso restrizioni commerciali, sanzioni di alto profilo o misure cooperative di riparazione.

Un possibile modello potrebbe essere la creazione di una "Agenzia internazionale per la trasparenza e la sicurezza degli approvvigionamenti", paragonabile all'Agenzia internazionale per l'energia atomica (AIEA) nel settore della sicurezza nucleare. Tale agenzia dovrebbe avere una propria personalità giuridica, finanziamenti indipendenti e mandati istituzionalmente garantiti. Potrebbe sviluppare standard, fornire consulenza agli Stati membri, gestire sistemi di dati, organizzare la formazione e anche intervenire operativamente in caso di crisi, ad esempio attraverso l'audit, il coordinamento delle forniture o la moderazione dei conflitti tra Paesi di origine e di destinazione.

A lungo termine, un simile quadro istituzionale potrebbe non solo contribuire a contenere il mercato grigio, ma anche a rafforzare la fiducia internazionale nella fornitura di farmaci come parte dell'architettura sanitaria globale. Dopo tutto, il mercato grigio non è solo un problema economico e legale: è un indicatore del fallimento della solidarietà multilaterale, della sostenibilità non uniformemente distribuita dei sistemi sanitari nazionali e di una frammentazione globale che non può essere risolta dalla sola logica di mercato o dalla sovranità nazionale. Un nuovo organismo internazionale assertivo potrebbe contrastare questa situazione - come luogo di responsabilità collettiva, capacità di azione multilaterale e giustizia sanitaria globale.

12. Modelli di cooperazione regionale e bilaterale: tra innovazione e frammentazione

In assenza di soluzioni globali praticabili, negli ultimi anni sono stati sviluppati diversi approcci regionali e bilaterali per affrontare almeno in parte la crescente frammentazione e la mancanza di trasparenza del commercio farmaceutico internazionale. Questi approcci sono espressione del tentativo pragmatico di colmare le lacune normative esistenti senza dover attendere una soluzione globale di consenso. Si basano sulla consapevolezza che le strutture multilaterali su larga scala sono state finora in grado di agire solo in misura limitata e che la cooperazione regionale o i partenariati bilaterali mirati possono rispondere in modo più flessibile, rapido ed efficace alle sfide - anche nel settore del mercato grigio. Tuttavia, la portata di questi modelli rimane limitata: Sono spesso selettivi, istituzionalmente immaturi e politicamente vulnerabili.

L'Unione Europea offre un esempio importante di architettura di controllo transnazionale con la Direttiva 2011/62/UE sui medicinali falsificati, resa operativa nel 2019 con l'introduzione obbligatoria del Sistema Europeo di Verifica dei Medicinali (EMVS). Questo sistema si basa su un obbligo di serializzazione a livello europeo per i medicinali soggetti a prescrizione medica e consente l'autenticazione di ogni singolo prodotto lungo la catena di fornitura attraverso un sistema di verifica digitale. Questo modello è integrato da interfacce nazionali e caratteristiche di sicurezza che creano un database standardizzato. Sebbene il sistema serva principalmente a combattere la contraffazione dei farmaci, crea anche meccanismi di controllo indiretti che rendono più difficile la diversione dal mercato grigio, ad esempio confrontando i percorsi delle confezioni, i numeri di serie e i luoghi di distribuzione.

Tuttavia, l'ambivalenza politica e strutturale di tali sistemi è evidente anche all'interno dell'UE. Gli obiettivi contrastanti tra la libertà del mercato interno - cioè la libertà di circolazione delle merci tra gli Stati membri - e la sovranità nazionale in materia di approvvigionamento vengono ripetutamente alla luce, ad esempio nella questione delle restrizioni all'esportazione in caso di strozzature nell'approvvigionamento o nella determinazione dei prezzi nell'ambito dei sistemi di rimborso statali. Gli sforzi nazionali in solitaria, come l'introduzione di divieti temporanei di esportazione o di contratti di fornitura esclusiva, minano la logica di un mercato comune e dimostrano che anche in giurisdizioni altamente integrate non esiste un approccio uniforme per affrontare il mercato grigio.

Anche altre regioni del mondo hanno iniziato ad adottare misure di armonizzazione analoghe. Nel Sud-Est asiatico, va menzionata in particolare la "ASEAN Drug Regulatory Harmonisation Initiative", che sta cercando di standardizzare i requisiti normativi nei settori dell'autorizzazione, dell'ispezione, dell'assicurazione della qualità e della farmacovigilanza utilizzando un modello a più fasi. L'obiettivo è creare una piattaforma normativa comune tra gli Stati dell'ASEAN che consenta il riconoscimento reciproco delle procedure di test e delle autorizzazioni.

Anche se sono stati ottenuti i primi successi - ad esempio sotto forma di formati armonizzati dei dossier o di programmi di ispezione cooperativi - l'attuazione nella pratica è spesso limitata dalla mancanza di risorse, dalle diverse priorità nazionali e dai deficit infrastrutturali.

L'iniziativa African Medicines Regulatory Harmonisation (AMRH) presenta un quadro simile. Qui, sotto l'egida dell'Agenzia per lo sviluppo dell'Unione africana (AUDA-NEPAD) e con il sostegno di partner internazionali, si cerca di stabilire standard e procedure uniformi per superare la frammentazione normativa nel continente. L'obiettivo è quello di introdurre gradualmente agenzie farmaceutiche regionali che consentano procedure di autorizzazione transfrontaliere, ispezioni congiunte e protocolli standardizzati di garanzia della qualità. Anche in questo caso, però, i piani ambiziosi si scontrano con debolezze strutturali: la debolezza delle capacità istituzionali, l'instabilità politica dei singoli Stati membri e la limitata capacità di far rispettare i requisiti multilaterali hanno finora impedito un ampio impatto.

Oltre a questi meccanismi regionali, gli accordi bilaterali stanno diventando sempre più un mezzo per controllare in modo specifico i flussi di farmaci del mercato grigio. Soprattutto tra i Paesi industrializzati e gli Stati produttori - ad esempio tra l'UE e l'India, la Svizzera e la Cina o gli USA e il Messico - si stanno concludendo accordi finalizzati al riconoscimento reciproco delle ispezioni, alla standardizzazione dei controlli sulle esportazioni e agli accordi di sicurezza per determinati gruppi di prodotti. Tali accordi possono regolare le condizioni di stoccaggio, stabilire restrizioni all'esportazione, definire obblighi di informazione o stabilire meccanismi di cooperazione in caso di richiami e incidenti di sicurezza.

Tuttavia, l'efficacia di tali accordi bilaterali non è garantita. Dipende in larga misura dalla volontà politica delle parti contraenti - e ancor più dalle asimmetrie di potere all'interno di queste relazioni. I Paesi con un alto livello di dipendenza economica o una scarsa assertività normativa si trovano spesso in una posizione passiva, in cui devono sottostare agli standard del partner più forte senza avere una voce in capitolo sostanziale o uno sviluppo istituzionale delle proprie strutture di controllo. In pratica, tali accordi possono anche portare a uno spostamento delle attività del mercato grigio verso regioni meno sorvegliate, ad esempio se le esportazioni da un Paese produttore sono limitate da un accordo con un Paese industrializzato, ma finiscono comunque nei Paesi di destinazione attraverso canali informali tramite un Paese terzo.

Questa analisi chiarisce che gli approcci regionali e bilaterali sono importanti e necessari - in particolare alla luce dell'attuale mancanza di governance globale - ma non possono sostituire un ordine internazionale sistematico. Piuttosto, possono servire come laboratori in cui vengono sviluppati e testati standard, procedure tecniche e modelli di cooperazione, che in futuro dovranno essere integrati in un'architettura multilaterale più completa. Solo collegando questi sforzi decentrati a livello globale è possibile stabilire una regolamentazione farmaceutica sostenibile, equa e trasparente che non solo limiti il mercato grigio, ma ne affronti anche le cause strutturali.

12. Prevenzione sistemica

Tutte le strategie tecnologiche e normative resteranno in definitiva inefficaci se non si affrontano politicamente le cause strutturali del mercato grigio. Tra queste, in primo luogo, l'ineguale distribuzione globale delle capacità produttive, delle risorse di approvvigionamento e del potere di negoziazione economica.

Finché i farmaci verranno esportati nei Paesi più poveri a prezzi stracciati per colmare le lacune di approvvigionamento nei Paesi più ricchi, il mercato grigio rimarrà non solo economicamente attraente, ma anche sistemicamente necessario.

Una strategia a lungo termine per arginare il flusso di farmaci del mercato grigio deve quindi basarsi sull'equità dell'offerta globale. Deve stabilire principi di condivisione solidale degli oneri, di stoccaggio coordinato, di infrastrutture a prova di crisi e di prezzi equi. I magazzini di crisi internazionali, i fondi di compensazione per i Paesi produttori, i modelli di licenza coordinati a livello globale e le regole di priorità per le strozzature di approvvigionamento potrebbero essere strumenti concreti in questo senso.

Inoltre, è necessario creare incentivi affinché le aziende farmaceutiche non si affidino più a meccanismi di mercato favorevoli all'arbitraggio, ma contribuiscano attivamente a una fornitura di farmaci trasparente, stabile ed eticamente corretta. Ciò richiede anche una nuova forma di responsabilità politica, non solo sotto forma di controlli e sanzioni, ma anche attraverso l'obbligo di creare un'infrastruttura equa, affidabile e collegata a livello globale per la sicurezza dei farmaci.

12.4 Bibliografia (Capitolo 12)

Commissione europea. (2023). *Rafforzare la catena di approvvigionamento farmaceutico dell'UE: una proposta per una risposta strutturata alle carenze di medicinali*. Bruxelles: Direzione generale della Salute e della sicurezza alimentare. https://health.ec.europa.eu.

Frost, L. J. e Reich, M. R. (2009). *Accesso: come le buone tecnologie sanitarie arrivano ai poveri nei Paesi poveri?* Cambridge, MA: Centro di studi sulla popolazione e lo sviluppo di Harvard.

Coalizione internazionale delle autorità regolatorie dei medicinali (ICMRA). (2021). *Costruire un sistema globale di monitoraggio della catena di approvvigionamento dei farmaci: opportunità di collaborazione normativa*. https://www.icmra.info.

Kaplan, W., Laing, R., Waning, B., & Wirtz, V. J. (2016). *I farmaci nei sistemi sanitari: una guida allo sviluppo della strategia*. Ginevra: Organizzazione mondiale della sanità.

Kohler, J. C., Mackey, T. K., Ovtcharenko, N., & Lewis, E. (2021). Governance collaborativa nella salute globale: un quadro per frenare il commercio di farmaci falsificati e al di sotto degli standard. *BMJ Global Health*, 6(2), e004550. https://doi.org/10.1136/bmjgh-2020-004550

Forum economico mondiale (WEF). (2022). *Rendere le catene di approvvigionamento farmaceutiche a prova di futuro: un modello resiliente ed equo per il 21° secolo*. Ginevra: Forum economico mondiale. https://www.weforum.org

Organizzazione mondiale della sanità (OMS). (2017). *Buone pratiche regolatorie: Linee guida per le autorità nazionali di regolamentazione per i medicinali e altri prodotti sanitari*. Ginevra: OMS. https://www.who.int/publications/i/item/9789241550205

Organizzazione Mondiale della Sanità (OMS). (2019). *Prodotti medici sub-standard e falsificati: Rapporto annuale del sistema globale di sorveglianza e monitoraggio*. Ginevra: OMS. https://www.who.int/publications/i/item/9789241515464

Organizzazione mondiale della sanità (OMS). (2022). *Strategia regionale per l'accesso ai farmaci, alle tecnologie sanitarie e ai servizi farmaceutici 2022-2030*. Ginevra: OMS. https://www.who.int.

Organizzazione mondiale del commercio (OMC). (2021). *L'Accordo TRIPS e l'accesso ai farmaci: un decennio di esperienza*. Ginevra: OMC. https://www.wto.org

Capitolo 13: Approcci metodologici alla ricerca del mercato grigio globale

13.1 Il mercato grigio come oggetto di ricerca tra visibilità e cecità strutturale

La ricerca sul mercato grigio globale dei farmaci è metodologicamente impegnativa, in quanto si tratta di un fenomeno che non è caratterizzato né da confini chiaramente definiti né da strutture istituzionali stabili. A differenza dei segmenti di mercato regolari, per i quali esistono ampie banche dati, termini standardizzati e logiche di registrazione amministrativa, il mercato grigio opera in un campo di tensione tra informalità, ambiguità giuridica e dinamiche economiche. È proprio questa ambivalenza a renderlo particolarmente interessante dal punto di vista scientifico - e allo stesso tempo difficile da cogliere.

Un approccio metodologicamente valido al mercato grigio deve quindi essere dotato di cautela epistemologica, apertura concettuale e potere analitico multiprospettico. Ciò significa non solo una combinazione di metodi quantitativi e qualitativi, ma soprattutto la capacità di includere nell'analisi vuoti istituzionali, sensibilità politiche, relazioni di potere asimmetriche e distorsioni mediatiche. La ricerca in questo campo è sempre anche ricerca di frontiera - tra legalità e illegalità, tra regolamentazione e mercato, tra norma e deviazione.

13.2 Situazione dei dati, indicatori e limiti metodologici

Un problema fondamentale nella ricerca sui flussi di farmaci del mercato grigio è la mancanza di dati validi, accessibili e comparabili. In molti Paesi non esistono indagini sistematiche sulle riesportazioni, sulle vendite parallele o sullo stoccaggio intermedio. Le statistiche ufficiali spesso ignorano le transazioni del mercato grigio, poiché queste non sono formalmente registrate come una categoria separata. Anche i database privati, come quelli dei grossisti o delle società di logistica, sono soggetti a segreti commerciali o non sono preparati in modo metodologicamente comprensibile.

Inoltre, l'accesso a dati utilizzabili è reso ancora più difficile dalla complessa struttura delle catene di approvvigionamento globali, dall'uso di società di recapito, dalle pratiche di rietichettatura e dal commercio su piattaforme digitali. Gli indicatori economici tradizionali, come il prezzo, il volume delle vendite o la quota di mercato, possono essere applicati ai movimenti del mercato grigio solo in misura limitata, in quanto spesso falliscono a causa dei confini nazionali, delle categorie normative o dell'attribuzione fiscale.

Dal punto di vista metodologico, la sfida consiste quindi nell'attingere a fonti di dati alternative, come le ricerche dei media, le piattaforme della società civile, i fascicoli giudiziari, i rapporti degli informatori, i database delle ONG o le indagini mirate presso le autorità sanitarie. Tuttavia, queste fonti sono frammentate, aneddotiche, limitate a livello regionale o difficili da verificare. La ricerca scientifica nell'area del mercato grigio richiede quindi una triangolazione coerente, un'analisi critica delle fonti e un alto livello di sensibilità agli effetti distorsivi di canali di informazione colorati politicamente, economicamente o istituzionalmente.

13.3 Metodi qualitativi: Discorsi, motivazioni e routine istituzionali

Gli approcci di ricerca qualitativa offrono un accesso indispensabile ai significati soggettivi, ai quadri istituzionali e alle decisioni strategiche che caratterizzano il mercato grigio. Le interviste ai partecipanti al mercato - tra cui farmacisti, intermediari, operatori di piattaforme, funzionari doganali, funzionari ministeriali e pazienti - permettono di visualizzare le motivazioni dell'azione, i conflitti normativi e le routine quotidiane che non possono essere rappresentate dai dati quantitativi.

Particolarmente produttive sono anche le discussioni di gruppo, le osservazioni etnografiche e le analisi dei documenti, ad esempio i dibattiti politici, le linee guida amministrative interne, le opinioni degli esperti o i resoconti dei media. Questi metodi permettono di registrare i modelli di interpretazione culturale, politica e istituzionale che caratterizzano la comprensione e il trattamento del mercato grigio nei diversi Paesi. La questione se una particolare importazione sia considerata "mercato grigio", "sospetta di essere contraffatta", "necessaria" o "illegale" è sempre incorporata nelle narrazioni nazionali, nelle convenzioni mediche e nei discorsi di politica legale.

L'osservazione partecipante o la ricerca etnografica nei centri di distribuzione, nelle farmacie, nelle stazioni doganali o nei mercati informali è un campo particolarmente impegnativo. Questi metodi richiedono non solo conoscenze giuridiche di base, ma anche competenza interculturale, integrità etica e grande attenzione metodologica, soprattutto per quanto riguarda l'anonimizzazione, la distanza dei ruoli e i rischi per la sicurezza.

13.4 Metodi quantitativi: Indicatori indiretti e metodi algoritmici

Nonostante la limitatezza dei dati disponibili, anche i metodi quantitativi per la ricerca dei flussi di farmaci del mercato grigio sono rilevanti, soprattutto se basati su indicatori indiretti, dati statistici secondari e procedure algoritmiche. Le differenze di prezzo tra i Paesi, i bruschi aumenti delle esportazioni, i ritardi nelle consegne o i cambi di confezione in determinati periodi possono fornire indicazioni sulle attività del mercato grigio, anche se non sono direttamente rilevabili.

I modelli econometrici per l'analisi degli arbitraggi, le analisi delle serie temporali dei movimenti di mercato, le valutazioni dei dati logistici o le simulazioni dei flussi commerciali paralleli offrono un kit di strumenti analitici in grado di scoprire correlazioni sistemiche. In combinazione con i geodati, le informazioni sui prodotti e i metadati digitali, è possibile identificare i potenziali punti caldi del mercato grigio, anche se le rispettive transazioni non possono essere formalmente classificate.

Un campo particolarmente dinamico è l'uso dell'intelligenza artificiale per riconoscere modelli evidenti, ad esempio attraverso il monitoraggio automatico delle vendite della piattaforma, il riconoscimento di movimenti tipici di reimportazione o la corrispondenza di modelli tra regioni di vendita e sedi di produttori. Tuttavia, questi processi sono ad alta intensità di dati, tecnicamente impegnativi ed eticamente sensibili, in particolare per quanto riguarda la protezione dei dati, gli interessi commerciali e i limiti della sorveglianza governativa.

13.5 Ricerca interdisciplinare e progetti metodologici integrativi

La ricerca sul mercato grigio richiede urgentemente una collaborazione interdisciplinare. Il diritto medico, il diritto commerciale, l'etica, l'economia, le scienze politiche, la criminologia, la sociologia, la sanità pubblica e l'informatica devono collaborare per sviluppare modelli concettuali, strategie operative e strumenti di analisi che rendano giustizia alla complessità del fenomeno.

I disegni a metodo misto - cioè la combinazione di indagini quantitative, analisi qualitative e riflessioni normative - sono particolarmente adatti a collegare le dinamiche strutturali con le aree di esperienza soggettiva. Gli studi comparativi transnazionali possono rivelare differenze nella regolamentazione, nella struttura del mercato e nelle priorità politiche. Le valutazioni politiche possono esaminare quali misure legali o amministrative hanno quali effetti sul mercato grigio in quali contesti.

Tali progetti di ricerca richiedono non solo competenze metodologiche, ma anche prerequisiti istituzionali: istituti di ricerca cooperativi, sistemi di accesso trasparenti, garanzie per i ricercatori e i partecipanti allo studio, finanziamenti internazionali e comitati etici indipendenti.

13.6 Riflessività, etica della ricerca e responsabilità epistemica

La ricerca nella zona grigia tocca sempre questioni di legittimità, rappresentazione e responsabilità epistemica. L'accesso a informazioni sensibili, la gestione di strutture nascoste, la valutazione di pratiche semi-legali o la pubblicazione di risultati critici non possono essere isolati dal punto di vista metodologico, ma devono essere oggetto di riflessione anche dal punto di vista normativo.

I ricercatori si trovano tra i poli dell'illuminazione e della protezione, tra l'interesse scientifico per la conoscenza e il possibile perseguimento penale, tra l'influenza politica e l'autonomia istituzionale. Riflettere sul proprio ruolo, essere responsabili nei confronti dei partner di ricerca, essere trasparenti sulle fonti di finanziamento e valutare attentamente l'impatto potenziale della ricerca sono quindi componenti fondamentali di un lavoro scientifico responsabile nel contesto del mercato grigio.

Capitolo 14: Bibliografia riassuntiva (alfabetica)

Attaran, A. (2015). Fermare l'omicidio per via medica: introduzione del modello di legge sul crimine in medicina. *American Journal of Law & Medicine, 41*(4), 525-544. https://doi.org/10.1177/0098858815619786

Banerjee, A., Deaton, A., & Duflo, E. (2018). Copertura sanitaria universale in India: una revisione delle prove. *Economic and Political Weekly, 53*(25), 42-49.

Chokshi, D. A. e Kesselheim, A. S. (2008). Ripensare l'accesso globale ai farmaci. *Rapporto del Centro Hastings, 38*(2), 15-17. https://doi.org/10.1353/hcr.0.0004

Cockburn, I. M., Lanjouw, J. O., & Schankerman, M. (2016). Brevetti e diffusione globale di nuovi farmaci. *Review of Economics and Statistics, 98*(2), 252-268. https://doi.org/10.1162/REST_a_00503

Commissione europea. (2023). *Rafforzare la catena di approvvigionamento farmaceutico dell'UE: una proposta per una risposta strutturata alle carenze di medicinali*. Bruxelles: Direzione generale della Salute e della sicurezza alimentare. https://health.ec.europa.eu.

Faunce, T. A. e Lexchin, J. (2007). L'accesso ai farmaci e l'accordo TRIPS dell'OMC: le licenze obbligatorie sono una strategia valida? *Journal of Law, Medicine & Ethics, 35*(2), 199-211. https://doi.org/10.1111/j.1748-720X.2007.00126.x

Fink, C. (2005). Entrare nel mercato farmaceutico globale: quadri normativi e commercio parallelo nei Paesi in via di sviluppo.

Documento di lavoro della Banca Mondiale sulla ricerca politica n. 3199. https://documents.worldbank.org

Forman, L., Kohler, J. C., & Forman, R. (2021). Salute globale e diritti umani: Costruire norme internazionali eque per l'accesso ai farmaci. *Health and Human Rights Journal, 23*(2), 29-43.

Frost, L. J. e Reich, M. R. (2009). *Accesso: come le buone tecnologie sanitarie arrivano ai poveri nei Paesi poveri?* Cambridge, MA: Centro di studi sulla popolazione e lo sviluppo di Harvard.

Gostin, L. O. e Friedman, E. A. (2020). L'imperativo etico di ridurre l'onere globale dei farmaci non sicuri. *The Lancet Global Health, 8*(5), e619-e620. https://doi.org/10.1016/S2214-109X(20)30119-1

Hogerzeil, H. V. (2013). Farmaci essenziali e diritti umani: Cosa possono imparare l'uno dall'altro? *Bollettino dell'Organizzazione mondiale della sanità, 91*(8), 549-555. https://doi.org/10.2471/BLT.12.113886

Coalizione internazionale delle autorità regolatorie dei medicinali (ICMRA). (2021). *Costruire un sistema globale di monitoraggio della catena di approvvigionamento dei farmaci: opportunità di collaborazione normativa.* https://www.icmra.info.

Kapczynski, A. (2014). Il costo del prezzo: perché e come superare l'internalismo della proprietà intellettuale. *UCLA Law Review, 59*(4), 970-1025.

Kaplan, W., Laing, R., Waning, B., & Wirtz, V. J. (2016). *I farmaci nei sistemi sanitari: una guida allo sviluppo della strategia.* Ginevra: Organizzazione mondiale della sanità.

Kohler, J. C., Mackey, T. K., & Wiktorowicz, M. E. (2018). La necessità di percorsi normativi globali per i farmaci: guardare avanti. *Politica sanitaria, 122*(8), 884-894. https://doi.org/10.1016/j.healthpol.2018.06.002

Kohler, J. C., Mackey, T. K., Ovtcharenko, N., & Lewis, E. (2021). Governance collaborativa nella salute globale: un quadro per frenare il commercio di farmaci falsificati e al di sotto degli standard. *BMJ Global Health, 6*(2), e004550. https://doi.org/10.1136/bmjgh-2020-004550

Moon, S., Bermudez, J., & 't Hoen, E. (2012). Innovazione e accesso ai farmaci per le popolazioni trascurate: un trattato potrebbe risolvere il problema della rottura del sistema di R&S farmaceutico? *PLoS Medicine, 9*(5), e1001218. https://doi.org/10.1371/journal.pmed.1001218

Moon, S., Jambert, E., Childs, M., & von Schoen-Angerer, T. (2011). Una soluzione win-win?: un'analisi critica dei prezzi differenziati per migliorare l'accesso ai farmaci nei Paesi in via di sviluppo. *Globalizzazione e salute, 7*, 39. https://doi.org/10.1186/1744-8603-7-39

Muzaka, V. (2011). *La politica dei diritti di proprietà intellettuale e l'accesso ai farmaci*. Palgrave Macmillan.

Nayyar, G. M., Breman, J. G., Newton, P. N., & Herrington, J. (2012). Farmaci antimalarici di scarsa qualità nel sud-est asiatico e nell'Africa subsahariana. *The Lancet Infectious Diseases, 12*(6), 488-496. https://doi.org/10.1016/S1473-3099(12)70064-6

Rodwin, M. A. (2010). Conflitti di interesse, corruzione istituzionale e farmaceutica: un'agenda per la riforma. *Journal of Law,*

Medicine & Ethics, 38(3), 476-490. https://doi.org/10.1111/j.1748-720X.2010.00506.x

Banca Mondiale. (2021). *Catene di approvvigionamento resilienti e inclusive per i prodotti sanitari: priorità d'azione*. Washington, DC: Gruppo Banca Mondiale. https://www.worldbank.org.

Forum economico mondiale (WEF). (2022). *Rendere le catene di approvvigionamento farmaceutiche a prova di futuro: un modello resiliente ed equo per il 21° secolo*. Ginevra: WEF. https://www.weforum.org

Organizzazione mondiale della sanità (OMS). (2017). *Buone pratiche regolatorie: Linee guida per le autorità nazionali di regolamentazione per i farmaci e altri prodotti sanitari*. Ginevra: OMS. https://www.who.int/publications/i/item/9789241550205

Organizzazione mondiale della sanità (OMS). (2018). *Quadro di riferimento per l'accesso e la distribuzione di farmaci di qualità garantita*. Ginevra: OMS. https://www.who.int

Organizzazione Mondiale della Sanità (OMS). (2019). *Prodotti medici sub-standard e falsificati: Rapporto annuale del sistema globale di sorveglianza e monitoraggio*. Ginevra: OMS. https://www.who.int/publications/i/item/9789241515464

Organizzazione Mondiale della Sanità (OMS). (2021). *Etica e governance dell'intelligenza artificiale per la salute: guida dell'OMS*. Ginevra: OMS. https://www.who.int/publications/i/item/9789240029207

Organizzazione mondiale della sanità (OMS). (2022). *Strategia regionale per l'accesso ai farmaci, alle tecnologie sanitarie e ai servizi farmaceutici 2022-2030*. Ginevra: OMS. https://www.who.int.

Organizzazione mondiale della sanità (OMS). (2023). *Guida globale sull'accesso equo ai farmaci e ai prodotti sanitari essenziali*. Ginevra: OMS. https://www.who.int

Organizzazione mondiale del commercio (OMC). (2021). *L'Accordo TRIPS e l'accesso ai farmaci: un decennio di esperienza*. Ginevra: OMC. https://www.wto.org

Zhang, Y. e Meltzer, D. O. (2020). Modelli economici di determinazione dei prezzi dei farmaci globali: l'etica della segmentazione del mercato. *Health Affairs, 39*(3), 410-416. https://doi.org/10.1377/hlthaff.2019.01174

Zhou, Y. (2020). Regolamentare le farmacie online: una prospettiva globale per affrontare il mercato grigio. *Journal of Law and the Biosciences, 7*(1), lsaa033. https://doi.org/10.1093/jlb/lsaa033

Parole di chiusura

Il mercato grigio globale dei farmaci non è né un'anomalia né un'eccezione, ma l'espressione di un mondo in cui la salute è sempre più mediata tra meccanismi di mercato, disegno politico e necessità individuali. L'analisi ha dimostrato che il mercato grigio nasce dove si incontrano squilibri strutturali, interruzioni normative e arbitraggio economico - e che non scomparirà in futuro, ma continuerà a svilupparsi a meno che non vengano attuate riforme di ampio respiro.

Il mercato grigio non deve essere visto come una semplice patologia, ma come uno strumento diagnostico. Mostra i punti ciechi dei sistemi sanitari nazionali e internazionali, rivela il fallimento delle soluzioni puramente tecnocratiche e ci pone di fronte alla questione di quanta incertezza, mancanza di trasparenza e irresponsabilità le società moderne siano disposte a tollerare nel settore dei beni sanitari vitali.

La sfida non è quella di eliminare completamente il mercato grigio, che non sarebbe né realistico né strategicamente sensato. Si tratta piuttosto di contenerlo, controllarlo e limitarlo e, allo stesso tempo, di respingere sistematicamente le condizioni in cui prospera. Si tratta di recuperare il controllo politico, l'autoresponsabilità economica, la cooperazione istituzionale e, non da ultimo, il ritorno alla base normativa di ogni sistema sanitario: la tutela della vita umana e la garanzia di partecipazione medica per tutti.

Questo libro vuole contribuire alla visualizzazione di un campo che finora ha ricevuto poca attenzione - non per suscitare allarmismi, ma per fornire un orientamento. È un invito e un obbligo a condurre il discorso sui mercati farmaceutici non solo dal punto di vista del prezzo, dell'innovazione e dell'efficienza, ma anche da quello della giustizia, della stabilità e dell'umanità.

In ultima analisi, questo determinerà se il mercato farmaceutico del futuro rimarrà un luogo di forniture affidabili o se andrà alla deriva in aree grigie in cui la sicurezza diventa una merce, la fornitura una negoziazione e la malattia un fattore geopolitico.